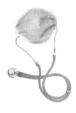

挂号费丛书 **升级版**

姓名		性别		年龄		就诊卡号	

专家诊治
肝 病

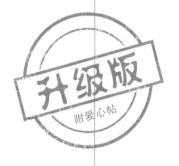

科别	消化科	日期		费别	

刘海林 主编

升级版
附爱心帖

U0203378

药价	

上海科学技术文献出版社

图书在版编目（CIP）数据

专家诊治肝病 / 刘海林主编 . —上海：上海科学技术文献出版社，2012.10
ISBN 978-7-5439-5390-1

Ⅰ . ① 专 … Ⅱ . ① 刘 … Ⅲ . ① 肝疾病 — 诊疗 Ⅳ . ① R575

中国版本图书馆 CIP 数据核字（2012）第 068492 号

责任编辑：胡德仁
美术编辑：徐 利

专家诊治肝病

刘海林 主编

＊

上海科学技术文献出版社出版发行
（上海市长乐路 746 号 邮政编码 200040）
全国新华书店经销
常熟市人民印刷有限公司印刷

＊

开本 850×1168 1/32 印张 7.25 字数 162 000
2012 年 10 月第 1 版 2019 年 3 月第 3 次印刷
ISBN 978 - 7 - 5439 - 5390 - 1
定价：15.00 元
http://www.sstlp.com

随着人们物质文化生活水平的提高，一旦生了病，就不再满足于"看病拿药"了。病人希望了解自己的病是怎么得的？怎么诊断？怎么治疗？怎么预防？当然这也和疾病谱的变化有关。过去，患了大叶性肺炎，打几针青霉素，病就好了。患了夜盲症，吃些鱼肝油丸，也就没事了。至于怎么诊断、治疗，怎么预防，人们并不十分关心。因为病好了，没事了，事过境迁，还管它干嘛呢？可是现代的病不同了，许多的病需要长期治疗，有的甚至需要终身治疗。许多病不只需要打针服药，还需饮食治疗、心理调适。这样，人们自然就需要了解这些疾病的相关知识了。

到哪里去了解？当然应该问医生。可是医生太忙，有时一个上午要看四五十位病人，每看一位病人也就那么五六分钟，哪有时间去和病人充分交谈。病人有困惑而不解，自然对医疗服务不满意，甚至对医嘱的顺从性就差，事实上便影响了疗效。

病人及其家属有了解疾病如何防治的需求，而门诊的医生爱莫能助。这个矛盾如何解决？于是提倡普及医学科学知识，报刊、杂志、广播、电视都常有些介绍，对一般群众增加些防病、治病的知识，当然甚好，但对于患了某病的病人或病人的家属而言，就显得不够了，因为他们有很多很多的问题要问。把与某一疾病相关的知识汇集成册，是一个

挂号费丛书·升级版

总序

总序

好主意,病人或家属一册在手,犹如请来了一位家庭医生,随时可以请教。

上海科学技术文献出版社有鉴于此,新出一套"挂号费丛书"。每册之售价约为市级医院普通门诊之挂号费,故以名之。"挂号费丛书"尽选常见病、多发病,聘请相关专家编写该病的来龙去脉、诊断、治疗、护理、预防……凡病人或家属可能之疑问,悉数详尽解述。每册10余万字,包括数百条目,或以问诊方式,一问一答,十分明确;或分章节段落,一事一叙一目了然。而且作者皆是各科专家,病人或家属所需了解之事他们自然十分清楚,所以选题撰稿,必定切合需要。而出版社方面则亦在字体、版式上努力,使之更能适应各阶层、各年龄之读者需要。

所谓珠联璧合,从内容到形式,"挂号费丛书"确有独到之处。我相信病人或家属读了必能释疑解惑,健康的人读了也必有助于防病强身。故在丛书即将出版之时,缀数语于卷首,或谓之序,其实即是叙述我对此丛书之认识,供读者参考而已。不过相信诸位读后,必谓我之所言不谬。

复旦大学附属中山医院内科学教授

上海市科普作家协会理事长

杨秉辉

总序

患了肝病主要有哪些症状

患了肝病需进行哪些项目诊断检查

专家诊治 肝病

ZHUANJIA ZHENZHI GAN BING

目录

专家诊治肝病

ZHUANJIA ZHENZHI GAN BING

目录

肝病病人应掌握哪些基础医学知识

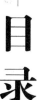

专家诊治
肝病

ZHUANJIA ZHENZHI GAN BING

目
录

专家诊治 肝病

ZHUANJIA ZHENZHI GAN BING

目录

专家诊治 肝病

ZHUANJIA ZHENZHI GAN BING

目录

医生对肝病病人会进行哪些诊断治疗

目录

专家诊治 肝病

ZHUANJIA ZHENZHI GAN BING

目录

专家诊治

ZHUANJIA ZHENZHI GAN BING

肝病

目录

挂号费丛书·升级版总书目

患了肝病
主要有
哪些症状

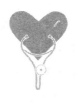

姓名 Name＿＿＿＿＿＿＿＿＿ 性别 Sex＿＿＿＿ 年龄 Age＿＿＿＿＿

住址 Address＿＿＿＿＿＿＿＿＿＿＿＿＿＿＿＿＿＿＿＿＿＿＿＿＿

电话 Tel＿＿＿＿＿＿＿＿＿＿＿＿＿＿＿＿＿＿＿＿＿＿＿＿＿＿＿

住院号 Hospitalization Number＿＿＿＿＿＿＿＿＿＿＿＿＿＿＿

X 线号 X-ray Number＿＿＿＿＿＿＿＿＿＿＿＿＿＿＿＿＿＿＿＿

CT 或 MRI 号 CT or MRI Number＿＿＿＿＿＿＿＿＿＿＿＿＿

药物过敏史 History of Drug Allergy＿＿＿＿＿＿＿＿＿＿＿

什么是肝病面容

慢性肝病病人,特别是在肝硬化失代偿期,面部皮肤呈灰褐色失去光泽,并常有额部色素沉着、鼻背和双颊等处呈褐色,称为肝病面容。

这是由于肝功能减退、雌激素灭活减少,使体内硫氨基对酪氨酸酶的抑制作用减弱,酪氨酸转变成黑色素增多所致。肝硬化时继发肾上腺皮质功能减退,黑色素分泌增加引起色素沉着。除面部外,色素沉着还见于颈部、上肢和下肢胫前区等处皮肤。胆红素浓度升高则使皮肤呈黯黄色,还可有黄褐斑形成。

何谓肝掌和蜘蛛痣

慢性肝炎、肝硬化病人在手掌大、小鱼际和指端腹侧部位出现红斑样改变,加压后褪色,称为肝掌。因其色如朱砂,俗称"朱砂掌"。皮肤发红也可在脚掌出现,称为红斑足底。

蜘蛛痣是皮肤小动脉末端分支性扩张所形成的血管痣,呈红色,形似蜘蛛,故名。用火柴杆压迫蜘蛛痣的中央可使其褪色,松开后又复出现。主要分布于上腔静脉引流的区域内如面部、颈部、前胸和肩部、上肢等处。大小不等,直径可由大头针帽至数厘米以上。

肝掌和蜘蛛痣的出现一般认为与肝脏对雌激素的灭活作用减弱有关。由于体内雌激素相对增加,引起动脉性毛细血管扩张。当肝细胞坏死、肝功能损害严重时蜘蛛痣数量多、面积大;反之,则数量少、面积也小。但是蜘蛛痣并非肝脏病人所特有，女性在妊娠期以及一些能引起末梢小动脉扩张的疾病如类风湿关节炎，长期饮酒，甚至在正常人也可偶然出现。

肝炎病人为何会有肝区疼痛

肝炎病人常出现肝区或右上腹疼痛，有时向右背部放射，多为持续性胀痛或隐痛，一般清晨较轻，活动后或右侧卧位时疼痛加重，卧床休息后可减轻。这主要与肝包膜受到刺激有关。肝包膜位于肝脏表面，分布有感觉神经。当肝脏发炎时，肝脏充血、肿胀使肝包膜紧张、受到牵拉，刺激感觉神经产生胀痛、钝痛、重压感或针刺样疼痛。

肝炎引起的肝区痛一般不需特别处理，可通过休息、适当治疗后随着肝炎的好转而消失。部分肝炎病人在恢复期、甚至痊愈后，仍可出现间歇性肝区不适或隐痛，大多发生于劳累后，可能与肝炎时引起的纤维素粘连有关。炎症虽已消退，但遗留下的肝包膜粘连，牵拉刺激感觉神经引起肝区痛。也有一些属于精神因素。

肝区疼痛就是得了肝炎吗

肝区疼痛是指右季肋部自发性疼痛。肝炎会引起肝区痛，并且由于我国是肝炎高度流行区，所以病毒性肝炎是引起肝区疼痛的最常见原因之一。但是，其他肝脏疾病，如肝脓肿、脂肪肝、中毒性肝炎、肝癌等均可引起肝区痛；胆道系统疾病，如胆道感染、胆囊炎、胆石症等也可引起右上腹痛。胆道蛔虫疼痛的性质为阵发性钻顶样疼痛，比较容易鉴别。

此外,肝脏周围邻近组织和脏器的病变也可引起右季肋部疼痛,如胸膜炎和肺组织病变、膈下脓肿、右肾肿瘤、带状疱疹、局部软组织挫伤、肋骨骨折等。因此,出现肝区疼痛,要及时去医院就诊,进一步检查,明确病因,采取正确的治疗措施。

肝炎病人为什么会出现发热

急性黄疸型肝炎在发病初期常出现发热,呈弛张热型。起病急,退热也快,一般持续3~5天发热消退。急性无黄疸型肝炎则多为低热。如果体温在短期内(24小时)急骤上升,出现高热且未发生继发性细菌感染,提示肝组织大块坏死,见于急性重型肝炎,预后极差。慢性肝炎在病程中可反复出现低热,以午后或晚上较明显,早上体温正常。肝炎病人发热主要与肝细胞炎症、坏死,激活中性粒细胞、单核细胞释放致热原,刺激下丘脑体温调节中枢有关。因肝功能损害使肝脏解毒功能降低,不能及时清除某些代谢产物也可引起发热。如果发热持续不退或反复发热,应警惕是否伴有其他组织感染,如胆道感染、门静脉炎等。

黄疸是怎么一回事

黄疸是指由于血液中胆红素含量升高,使皮肤和黏膜被染成黄色。正常血清胆红素不超过17.1微摩/升(1毫克%),达到34.2微摩/升(2毫克%)以上即可出现黄疸。当血清胆红素在17.1~34.2微摩/升时,皮肤和黏膜无肉眼可见的黄疸,称为隐性黄疸。

血清中胆红素的主要来源是血红蛋白。正常红细胞寿命约120天,衰老的红细胞在单核-巨噬细胞系统内被破坏和分解成胆红素、铁和珠蛋白3种成分。肝脏对胆红素代谢具有重要作用,其过程可分3个阶段。a. 胆红素的摄取:从单核－巨噬细胞系统释放的胆红素(间接胆红素)与血清白蛋白结合后被运输至肝脏,前者被肝细胞摄取。b. 胆红素的结合:在肝细胞微粒体中,胆红素受葡萄糖醛酸转移酶的作用,结合成双葡萄糖醛酸胆红素(结合胆红素)。c. 胆红素的排泄:结合胆红素分泌入毛细胆管,随胆汁排出,进入肠腔。在肠腔中,结合胆红素经细菌作用被还原为尿胆原,大部分随粪便排出,在空气中氧化成尿(粪)胆素。一部分尿胆原在肠内被吸收,经门静脉回到肝脏,回肝的大部分尿胆原再次由胆汁排入肠腔,形成所谓的"胆色素的肠肝循环",仅少部分经体循环由肾脏排出,称尿胆原。

皮肤黏膜发黄就是患了黄疸吗

胡萝卜素为黄色,摄入大量的胡萝卜素会引起皮肤黄染,需要与黄疸鉴别。许多新鲜瓜果和蔬菜如胡萝卜、南瓜、菠菜、柑橘、木瓜等都含有丰富的胡萝卜素,当进食过多就会引起胡萝卜素血症,使皮肤黄染。多见于手掌、足底、前额及鼻部等处皮肤。一般不发生于巩膜和口腔黏膜。服用大剂量的带有黄色素的药物,如阿的平(现已少用)、呋喃类等也可引起皮肤发黄,严重者可使巩膜黄染,但以角膜缘周围最明显,离角膜缘越远,黄染越浅是其特征。

引起黄疸有哪些病因

黄疸是由于血液中胆红素浓度升高超出了正常范围,

而使巩膜、黏膜、皮肤发生的黄染。引起黄疸的原因很多，按发生机制可分为溶血性、肝细胞性与胆汁淤积性 3 种。此外，还有一些少见的先天性非溶血性黄疸。

① 溶血性黄疸：由于溶血使红细胞大量破坏，生成过量的胆红素，超过了肝细胞的处理限度，使非结合胆红素潴留于血中引起黄疸。病因包括先天性溶血性贫血，如遗传性球型红细胞增多症、血红蛋白病等，与获得性溶血性贫血，如自身免疫性贫血、异型输血后溶血、新生儿溶血症、蚕豆病（遗传性葡萄糖 -6-磷酸脱氢酶缺乏）、恶性疟疾等。

② 肝细胞性黄疸：因肝细胞广泛损害而引起，使其摄取、结合和排泄胆红素的能力发生障碍，以致非结合胆红素不能全部转变为结合胆红素，血中非结合胆红素增加。另一方面，结合胆红素不能正常排入毛细胆管，从而返流入淋巴液及血液中。如病毒性肝炎、肝硬化、肝癌以及其他各种原因所致的肝病。脂肪肝有时也可出现黄疸。

③ 胆汁淤积性黄疸：根据淤胆的部位，可分为肝外阻塞、肝内阻塞和肝内胆汁淤积性黄疸。肝外阻塞性胆汁淤积可由肝外胆管的炎症、水肿、瘢痕形成、蛔虫、结石、肿瘤等所致；肝内阻塞性胆汁淤积可因肝内结石、原发性肝癌侵犯肝内胆管或形成癌栓等引起。肝内胆汁淤积多见于淤胆型肝炎（旧称毛细胆管炎型病毒性肝炎）、原发性胆汁性肝硬化、药物性黄疸（如氯丙嗪、甲基睾丸素和口服避孕药）等。

④ 先天性非溶血性黄疸：如吉尔伯（Gilbert）综合征、杜-约（Dubin-Johnson）综合征和罗托（Rotor）综合征，系因肝细胞对胆红素摄取、结合和排泄存在先天性酶缺陷所致。大多于小儿和青年期发病，有家族史。

黄疸越深，病情越重吗

体内的胆红素主要来源于衰老的红细胞所释放的血红蛋白。血红蛋白被肝、脾、骨髓内单核细胞系统吞噬、破坏和分解，在组织蛋白酶作用下形成血红素与珠蛋白。血红素经过微粒体氧化还原酶系反应生成胆红素。正常成人每日生成胆红素总量约 340~510 微摩/升。游离的胆红素附着于白蛋白上被运载到肝脏，由肝细胞摄取后，通过胞浆内 Y 和 Z 载体蛋白转运到光内质网的微粒体，与葡萄糖醛酸基等结合，形成结合胆红素排入毛细胆管。

肝炎时由于肝细胞损伤，使胆红素的摄取、结合和排泄过程中，任何一个环节发生障碍都可引起黄疸。另外，炎症细胞浸润以及肿胀的肝细胞压迫毛细胆管、胆管内胆栓形成等均可导致胆汁淤积。因细胞坏死，致使毛细胆管破裂，可使胆汁返流入血窦。在淤胆型肝炎黄疸更为明显。

一般来讲，黄疸迅速加深、血清胆红素呈进行性升高常提示病情严重，应警惕重型肝炎。但若单纯就有无黄疸或黄疸深浅而言则主要取决于肝炎的类型。如常见的无黄疸型肝炎，虽无明显黄疸，但并不代表其病情就一定比普通黄疸型肝炎或淤胆性肝炎轻，还应结合病人的情况和其他检查综合分析。

黄疸与传染性有关吗

肝炎病人的传染性取决于肝炎病毒的传播，与有无黄疸或黄疸的深浅并无必然联系。甲型肝炎在其发病前 2 周即有大量病毒从粪便中排出，具有很强的传染性；在发病者当中无黄疸型也较急性黄疸型常见；还有部分亚临床感染（即隐性感染)者虽无肝炎的临床表现,也是重要的传染源。乙型肝炎病毒 e 抗原(HBeAg)阳性,表明血液中有大量的乙型肝炎病毒(HBV),是有传染性的指标,但可以无临床症状(包括没有黄疸),甚至肝功能检查也正常。要了解乙型肝炎病人传染性的强弱,应检测病毒复制的标志如 HBeAg、乙型肝炎病毒核心抗体免疫球蛋白 M(IgM)(抗-HBcIgM)、乙型肝炎病毒脱氧核糖核酸(DNA)(HBV DNA)水平、乙型肝炎病毒脱氧核糖核酸多聚酶(HBV DNAP)等。丙型肝炎的传染性也与丙型肝炎病毒(HCV)的复制状况[血清中 HCV 核糖核酸(RNA)]有关。病毒复制活跃,说明传染性强。

胆汁淤积时皮肤为何会瘙痒

通常认为胆汁淤积时,胆汁的成分如胆汁酸盐、结合胆红素及胆固醇等返流入血,随血流分布至全身,胆汁酸盐沉积于皮肤末梢神经,刺激末梢神经引起皮肤瘙痒。

有人在实验中发现,肝脏中高浓度的胆汁酸盐可诱导碱性磷酸酶的活性及改变细胞结构,在胆汁淤积病人血清中发现碱性磷酸酶的囊泡和肝细胞质膜的成分。因此,现在认为,胆汁淤积时皮肤瘙痒是由于高浓度的胆汁酸盐淤积于肝脏,使一些非胆盐性致痒原释放所致。

肝病病人为何会有出血倾向

肝脏是调节人体凝血和抗凝平衡的重要器官。肝脏能合成大量凝血因子,当肝脏受损,肝功能降低时,凝血因子产生减少;其次,肝硬化合并脾功能亢进,血小板在脾脏破坏过多,毛细血管脆性增加,均是造成容易出血的原因。所以肝病病人常有牙龈出血、鼻出血、皮下出血、妇女月经过多等出血现象。

肝硬化门脉高压时,侧支循环(如脐静脉、食管胃底静脉、痔静脉)建立和开放,曲张静脉破裂,可造成消化道大出血,出现呕血和黑便。

防治肝病出血,首先要改善肝功能。另外,可给予维生素 K、维生素 C 等。必要时可输凝血因子、血小板或适量新鲜血。肝硬化病人要注意饮食,不吃坚硬、不宜消化食物,禁饮酒、避免过度疲劳、过分用力。

急性病毒性肝炎有哪些临床表现

急性病毒性肝炎根据有无黄疸分为急性黄疸型和急性无黄疸型两种。

急性黄疸型肝炎按照病程的发展阶段可分为黄疸前期、黄疸期和恢复期。在黄疸前期,病人出现畏寒发热、乏力、食欲不振、厌油,以及恶心、呕吐、肝区痛、腹胀、腹泻等症状,随后尿色逐渐加深,甚至呈浓茶状,巩膜皮肤黄染,进入黄疸期。一般在出现黄疸后,发热开始减退,全身和消化道症状也有所好转。少数病人可出现皮肤瘙痒、大便颜色变浅、心跳减慢等类似于梗阻性黄疸的表现。体检肝脏肿大、有触痛及叩击痛,部分病人脾脏轻度肿大。黄疸期持续2~6 周后进入恢复期,症状减轻或消失,肿大的肝、脾回缩,肝功能逐渐恢复正常。因感染的病毒类型不同和个体差异,临床表现也不完全一致,3 期的分界可不明显或重叠。

急性无黄疸型肝炎远较急性黄疸型肝炎多见,占急性病毒性肝炎绝大多数。其临床症状较轻,不出现黄疸,可仅表现为乏力、食欲减退、腹胀和肝区痛等。少数病人有发热、恶心、腹泻,脾肿大少见。还有相当一部分病例无明显症状,仅肝功能异常。

病毒学检查可明确感染的病毒类型。

慢性病毒性肝炎有哪些临床表现

慢性肝炎是指急性肝炎病程超过半年未恢复,或发病日期不明,无明确肝炎病史,但综合症状、体征及检验检查作出诊断者。按照病变程度分为轻、中、重3度:

① 轻度慢性肝炎:病情较轻,症状不明显或虽有症状、体征,但生化指标仅1~2项轻度异常者。

② 中度慢性肝炎:症状、体征、实验室检查居于轻度和重度之间者。

③ 重度慢性肝炎:有明显或持续的肝炎症状,如乏力、食欲不振、腹胀等。可伴有肝病面容、肝掌、蜘蛛痣或肝脾肿大而排除其他原因且无门脉高压症者。实验室检查血清丙氨酸氨基转移酶(ALT)和(或)天冬氨酸氨基转移酶(AST)反复或持续升高,白蛋白减低或白蛋白/球蛋白(A/G)比例异常、丙球蛋白明显升高。除前述条件外,凡白蛋白小于或等于32克/升、胆红素大于85.5微摩/升、凝血酶原活动度40%~60%,胆碱酯酶小于2 500单位/升,4项检测有一项达上述程度者,即可诊断为重度慢性肝炎。

病毒性肝炎肝外有哪些表现

病毒性肝炎虽然主要引起肝脏病变和肝功能损害,但也常累及其他多种脏器,形成各种各样的肝外表现。有的甚至以肝外表现的症状而就诊,需要引起重视。

① 皮肤病变:常见有荨麻疹、多形性红斑、斑丘疹、血管神经性水肿。慢性活动性肝炎还可引起结节性红斑、色素沉着等。

② 关节炎:以肘、腕、膝关节多见。常为单个,也可以是多个,酷似风湿性关节炎。

皮肤和关节病变主要是免疫复合物沉积引起的变态反应性病变。

③ 消化系统:胃肠道黏膜充血水肿,炎症细胞浸润出现上腹不适、恶心、呕吐和腹胀、腹泻等。病毒性肝炎常合并胆道感染,引起胆囊炎和肝外胆管炎。重型肝炎还可并发急性胰腺炎,多为水肿型。

④ 循环系统:肝炎病毒可侵犯心脏,引起心肌炎和心包炎。血管病变主要为结节性动脉炎,与乙型肝炎病毒 e 抗原(HBsAg)免疫复合物有关。

⑤ 肾脏病变:常见乙型肝炎病毒相关性肾炎。另外,有报道慢性活动性肝炎可并发肾小管酸中毒。

⑥ 血液系统:有溶血性贫血、白细胞减少和血小板减少与功能异常。再生障碍性贫血则是病毒性肝炎的严重并发症,大多发生于肝炎恢复期,也可发生于慢性肝炎的病程中,大多预后不良。

⑦ 神经系统:多为周围神经病变,如颅神经受累、末梢神经炎,也可见中枢神经损伤,如癫痫样抽搐、木僵等。

⑧ 甲状腺病变:可出现甲状腺功能亢进或减退。一般认为与自身免疫反应有关。多见于慢性肝炎病人。

⑨ 干燥综合征:包括干燥性结合膜炎和干燥性唾液腺炎。可能与细胞免疫异常有关。

重型病毒性肝炎病人还可出现糖代谢紊乱，如低血糖、肝原性糖尿病，以及其他内分泌失调，如性欲减退，男性乳房发育，女性月经失调、闭经不孕等。

肝硬化有哪些临床表现

肝硬化在临床上分为肝功能代偿期和失代偿期。代偿期症状不明显，缺乏特异性。以乏力、食欲减退较为常见，多因劳累诱发。肝功能检查可正常或轻度异常。部分病例为隐匿性，无自觉症状，仅在体检或其他疾病剖腹手术时才被发现。而失代偿期，症状显著，同时出现相应的体征，其临床表现主要分为肝功能减退与门静脉高压症两大类。

由于肝功能减退，病人的一般情况与营养状态较差。消瘦、形体憔悴、皮肤干枯呈肝病面容，面色黝黑而无光泽，色素沉着。舌质绛红、舌苔光剥，即所谓"牛肉舌"。可有不规则低热。食欲不振、腹胀等消化道症状明显，进食油腻食物，易引起腹泻。因肝脏合成凝血因子减少，加之脾功能亢进血小板减少和毛细血管脆性增加，病人常存在出血倾向，发生鼻出血、牙龈出血、皮肤紫癜和胃肠出血等。肝脏对雌激素的灭活作用减退致使雌激素在体内蓄积引起内分泌失调，男性病人常有性欲减退、睾丸萎缩和乳房发育等；女性月经失调、闭经、不孕等。蜘蛛痣和肝掌的出现也与雌激素增多有关。血清白蛋白显著减低、白/球蛋白比例倒置。

门静脉高压的主要表现为脾肿大、侧支循环的建立和开放、腹腔积液。脾脏因长期淤血而肿大，并可继发脾功能亢进，白细胞、血小板和红细胞计数减少。脾肿大多为轻至中度,部分可达脐下。血吸虫性肝纤维化的脾肿大较显著。门静脉系统血液回流受阻,通过与腔静脉系统建立交通支,形成门-体侧支循环。重要的侧支循环有:a.胃冠状静脉与食管静脉、奇静脉等开放沟通,造成食管和胃底静脉曲张,曲张静脉破裂可导致上消化道大出血。b.脐静脉重新开放,与副脐静脉、腹壁静脉连通,引起腹壁静脉曲张。c.直肠上静脉与直肠中、下静脉沟通,有时扩张形成痔核。腹腔积液形成有多种因素,门静脉高压是贯穿整个腹腔积液形成过程的重要因素。

肝硬化病人内分泌失调有哪些表现

许多激素都是在肝脏进行代谢和灭活的。肝硬化时,由于肝功能减退,雌激素的灭活减少,导致血中雌激素水平升高,同时也可抑制雄激素的生成。肝硬化病人还常继发肾上腺皮质功能减退。肝硬化内分泌失调主要表现为以下几个方面:

① 男性乳房肿大,女性月经过少或闭经。

② 性欲减退,生殖能力降低:男性睾丸萎缩,精子数量和质量下降,女性无排卵周期发生率增高或不孕。

③ 皮肤色素沉着:发生于面部,表现为面色黧黑,灰暗失去光泽,称为肝病面容。胫骨前区皮肤色素沉着出现较早,并有一定的特异性。

④ 肝掌和蜘蛛痣:由于雌激素增多,使皮肤毛细动脉扩张、充血而形成。蜘蛛痣主要分布于上腔静脉引流区,以面部、颈部、上胸部多见。

什么是脾肿大、脾功能亢进

　　脾脏位于左季肋部,上极平第 9 肋,下极平第 11 肋,长轴与第 10 肋一致。正常情况下,肋弓下不能触及脾脏。若能在体表触及,则提示脾肿大。临床上将脾肿大分为轻、中、高 3 度。深吸气时,脾缘在肋下不超过 2 厘米为轻度肿大;超过 2 厘米至脐水平线以上为中度肿大;超过脐水平线或前正中线即为高度肿大,或称为巨脾。B 超检查对脾肿大诊断有价值。正常时脾脏长径小于 10~11 厘米,厚径小于 4 厘米,以厚径测量较敏感。

　　脾功能亢进是一种临床综合征,主要表现为脾肿大、外周血中一种或多种血细胞减少而骨髓造血细胞增生活跃,脾切除后血象可恢复或接近正常。脾功能亢进的发病机制与以下因素有关:脾肿大时,血细胞在脾脏内过多潴留;同时,由于单核 – 巨噬细胞增生,血细胞被破坏或吞噬,导致周围血中红细胞、血小板、白细胞减少。

肝性脑病有哪些临床表现

　　肝性脑病的临床表现往往因原有肝病的性质、诱发因素的不同而不一致。急性肝性脑病见于暴发性肝炎或其他原因引起的大量肝细胞坏死和急性肝功能衰竭,常无明显诱因,在发病数日内即进入昏迷,昏迷前可无前驱症状。慢性肝性脑病多见于肝硬化病人和门腔静脉分流手术后,常有进食大量蛋白质、上消化道出血、感染、放腹腔积液、大量排钾利尿等诱因,起病缓慢,昏迷逐渐加深。临床上一般根据意识障碍程度、神经系统表现和脑电图表现,分为 4 期:

Ⅰ期（前驱期）：性格改变，抑郁或欣快，睡眠节律改变，可有扑翼样震颤，脑电图多正常。

Ⅱ期（昏迷前期）：意识错乱，睡眠障碍，行为失常，定向定时能力减退，计算困难，言语不清，扑击样震颤存在，腱反射亢进，巴彬斯奇（Babinski）征阳性，脑电图异常，出现每秒4~7次的θ慢波。

Ⅲ期（昏睡期）：昏迷，可唤醒，扑翼样震颤，肌张力增强，锥体束征阳性，脑电图异常，有θ慢波。

Ⅳ期（昏迷期）：昏迷，反应消失，不能唤醒，扑翼样震颤不能引出，肌张力降低，反射消失。脑电图出现每秒1~3次的极慢δ波。

什么叫扑翼样震颤

扑翼样震颤，也叫肝震颤，多见于肝性脑病病人。让病人平伸两前臂，展开5指，肘关节固定，可见手指快速震颤，掌指关节、腕关节斜向外侧呈不规则抖动，甚至整个手臂出现颤动，如同鸟翼扑击，因此得名。

何谓轻微肝性脑病

某些肝硬化病人，无临床及常规生化检测异常，但已存在智力、神经、精神等方面的轻微异常，需通过一些特殊的神经心理学和智能测试等方法才能发现，称为轻微肝性脑病。如简易智能量表、数字连接试验、画钟试验等，若发现异常，应警惕肝性脑病。还可进行脑诱发电位检查，特别是脑干听觉诱发电位（BAEP），优于常规的脑电图，可早于脑电图发现异常脑电活动。

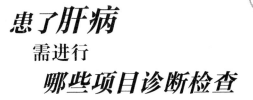

患了肝病
需进行
哪些项目诊断检查

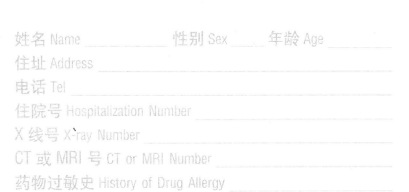

姓名 Name _____ 性别 Sex _____ 年龄 Age _____

住址 Address _____

电话 Tel _____

住院号 Hospitalization Number _____

X 线号 X-ray Number _____

CT 或 MRI 号 CT or MRI Number _____

药物过敏史 History of Drug Allergy _____

肝脏疾病需进行哪些实验室检查

1. 血清酶

① 转氨酶：包括丙氨酸氨基转移酶（ALT）（即谷丙转氨酶，GPT）和天冬氨酸氨基转移酶（AST）（又称为谷草转氨酶，GOT）。ALT 主要存在于肝细胞内，浓度比血清中高1 000～5 000 倍。当肝细胞受损、细胞膜通透性增高时，即使无肝细胞坏死 ALT 也可逸出至血中，使血清 ALT 水平升高，因此是反映肝细胞损伤的一个非常灵敏的指标。而 AST 不仅存在于肝细胞内，还分布在心肌等组织中，故测定 ALT 较 AST 更具有特异性。

② 碱性磷酸酶（ALP）（又称 AKP）、γ-谷氨酰转移酶（γ-GT）：是主要反映胆汁淤积的血清酶，当慢性肝炎、肝癌等有肝内胆汁淤积时，两者明显升高。γ-GT 敏感性高于 ALP。

2. 蛋白质代谢

① 血清白蛋白、球蛋白、总蛋白测定：白蛋白仅在肝脏中制造，成人肝脏每天合成白蛋白 120～200 毫克/千克体重，儿童合成率更高。白蛋白在肝细胞粗面内质网合成后进入高尔基体再分泌入肝窦。当肝脏损伤时，白蛋白合成、运输、释放发生障碍，造成血清白蛋白降低。白蛋白的半衰期约 20 天，因此急性肝炎初期血清白蛋白量可正常，病程长的严重肝脏病变白蛋白显著减少，且其水平与疾病轻重呈正相关。测定其含量也可作为观察治疗效果、判断疾病预后的指标。大多数肝病病人球蛋白（主要是 γ-球蛋白）升高，急性病毒性肝炎病人 γ-球蛋白正常或稍高，并可在

2~3 个月恢复正常,预示疾病缓解;如其持续增高,提示转为慢性肝炎或肝硬化。血清总蛋白正常值为 68~80 克/升,肝病时因白蛋白减少、球蛋白增多,总蛋白量可无明显变化。如有减少趋势,提示预后不良。

② 蛋白电泳:由于各种血清蛋白质的等电点和分子量不同,其在电场中的泳动速度也不同,从而可通过电泳将其分离开来。包括白蛋白、α_1 球蛋白、α_2 球蛋白、β 球蛋白和 γ 球蛋白。轻症肝炎血清蛋白电泳可无变化;严重时白蛋白、α、β 球蛋白减少;慢性肝炎及肝硬化时 γ 球蛋白显著升高。

3. 血清胆红素

用于判断有无黄疸及其类型。当总胆红素(SB)超过 34 微摩/升时,临床上即可出现黄疸。总胆红素和间接胆红素升高为溶血性黄疸;总胆红素和直接胆红素升高为胆汁淤积性黄疸;总胆红素、间接胆红素、直接胆红素均升高为肝细胞性黄疸。

4. 肝癌标记蛋白

甲胎蛋白(AFP)是一种胎儿蛋白,出生后及正常成人为阴性或仅为微量。原发性肝细胞癌时,血清 AFP 含量显著增加。

5. 肝纤维化标记物

肝纤维化是肝硬化的前期,在肝内表现为结缔组织增生。它的实质是细胞外基质(ESM)成分在肝内的过度沉积。各种细胞外基质成分与其降解产物以及参与代谢的酶进入血液中,可作为肝纤维化血清标志物,例如:血清透明质酸(HA)、Ⅲ 型前胶原 N 末端肽(PⅢNP)、层黏蛋白(LN)、Ⅳ型胶原等。

6. 病因学检查

主要有各型肝炎病毒抗体检测(如乙肝两对半检测)、

自身免疫性肝炎抗体检测、铜蓝蛋白、血清铁等项目,对明确肝炎的病因类型有重要意义。

7．其他

靛青绿滞留率试验(ICG)、磺溴酚钠滞留率试验(BSP)可反映肝胆系统排泄功能;糖类、脂类代谢等可反映肝实质细胞功能等。

肝脏功能复杂、代偿能力及再生能力很强,不少肝病病人虽然肝脏病变广泛,但肝功能检查可在正常范围。因此,肝功能试验仅能作为诊断疾病和了解病情的辅助手段,还需结合病史、体征和其他检查综合分析,才能得出正确结论。

肝功能检验为何要在空腹情况下抽血

检验肝功能要求在空腹情况下抽血,这是因为进食以后食物中的蛋白质、脂肪和糖类(碳水化合物)等营养成分吸收进入血液有可能会影响测定结果。另外,血清转氨酶在 1 天中波动较大,固定在早晨抽血,经过 1 夜休息,可以最大限度避免其他因素的干扰,保证检查结果的准确可靠。在特殊情况下,已进食而又需立即检查时,可在进食后 2 小时抽血。

血清氨基转移酶(转氨酶)升高就是得了病毒性肝炎吗

丙氨酸氨基转移酶(ALT)[即谷丙转氨酶(GPT)]与天冬氨酸转移酶(AST)[又称谷草转氨酶(GOT)],被认为是反映肝实质损害的敏感指标。ALT 主要存在于肝细胞浆内;AST 除了肝细胞浆外,还分布于肝细胞的线粒体中。当肝细胞受损,细胞膜通透性增加时,两者就会被释放入血液,使血清转氨酶水平升高。因此,各种肝脏疾病,包括病毒性肝炎、药物及化学毒物所致的肝损害、酒精性肝炎、脂肪肝、肝硬化、肝脓肿、肝结核、肝癌等均可引起转氨酶异常。

伴有肝脏损害的其他系统疾病,如系统性红斑狼疮、甲状腺功能亢进、糖尿病、恶性组织细胞病、心力衰竭(特别是右心衰竭)、尿毒症等和一些感染性疾病,如钩端螺旋体病、传染性单核细胞增多症、败血症、伤寒、流感等也可使转氨酶升高。

由于转氨酶是从胆道排泄的,胆道系统疾病,如炎症、结石和肿瘤以及胰腺与十二指肠壶腹部病变引起胆道梗阻,也可导致转氨酶升高。

除肝脏外,人体的其他组织心脏、脑、肾、肌肉等也都含有转氨酶,这些脏器的病变同样会引起血清转氨酶升高。常见的有心肌炎、心肌梗死、多发性心肌炎、挤压综合征等。剧烈运动、缺氧、休克、严重营养不良,影响到肝细胞的代谢,也会出现转氨酶升高。

由上述可见,血清转氨酶升高的原因多种多样,必须根据具体情况,结合必要的辅助检查,仔细分析才能明确诊断。

测定天冬氨酸氨基转移酶与丙氨酸氨基转移酶比值有何意义

丙氨酸氨基转移酶(ALT)主要位于肝细胞质内,而天冬氨酸氨基转移酶(AST)除了存在于肝细胞质之外,还有约一半以上分布在肝细胞的线粒体内。当肝损害较轻时,仅有胞质内的 ALT 和 AST 释放入血,故 ALT 的升高大于 AST。严重肝损伤时,线粒体被破坏,其中的 AST 大量释放入血,致使血清 AST 水平高于 ALT。因此,测定 AST/ALT 比值有助于判断肝损伤的严重程度。

急性肝炎 AST/ALT 大于 1,提示有广泛肝细胞坏死,常为暴发性或重型肝炎,预后不良;轻度肝炎 AST/ALT 大多小于 1,如比值小于 0.6,预后较好。

乙醇对肝细胞线粒体有特殊的损伤作用,AST/ALT 大于 1 时,对该病的诊断有一定价值。

测定天冬氨酸氨基转移酶同工酶有何意义

肝细胞天冬氨酸氨基转移酶(AST)(即过去所称的谷氨酸草酰乙酸转移酶,GOT)有两种同工酶,一种存在于细胞浆,称为上清液 AST(supernatant – AST,ASTs),另一种位于线粒体内,称为线粒体 AST(mitochondrial – AST,ASTm)。正常血清 AST 主要为 ASTs,ASTm 小于 10%。当肝细胞受损程度较轻、线粒体未遭破坏时,仅有 ASTs 漏出;如发生肝细胞坏死,线粒体破坏,则血清 ASTm 升高,因此测定血清 ASTm 比值有助于判断肝损害的程度及预后。

γ–谷氨酰转移酶和同工酶有何意义

γ–谷氨酰转移酶(γ–GT)在体内分布很广,以肾脏含量最高,胰腺次之,肝脏第三。在肝脏,γ–GT 主要位于库普弗(Kupffer)细胞、门静脉周围血管和胆管内皮细胞。血

清中的 γ-GT 主要来自肝脏。因此在胆汁淤积和肝损害时血清 γ-GT 升高。阻塞性黄疸 γ-GT 明显上升,上升幅度与黄疸程度相平。急性肝炎 γ-GT 中度升高,一般低于 200 单位/升。若 γ-GT 持续不降,提示肝炎未愈,有转为慢性化趋势。慢性肝炎和肝硬化病人,γ-GT 持续升高表明病情不稳定或有恶化;反之,γ-GT 逐渐下降,表明肝病趋向非活动性。酒精性肝病,γ-GT 升高较显著,常超过天冬氨酸氨基转移酶(AST)和丙氨酸氨基转移酶(ALT)的上升幅度,急性酒精性肝炎 γ-GT 甚至可高达 1 000 单位/升以上。

由电泳分离的 γ-GT 同工酶因所用的支持物不同,分离出的同工酶活性带数目和位置也各不相同。如用醋酸纤维薄膜电泳可分离出 4 条,用聚丙酰胺凝胶梯度电泳可分离 12~13 条 γ-GT 活性区带,其中 I'、II、II' 带仅见于肝癌病人,称为特异性肝癌同工酶(Novel γ-GT)。并且在肝癌早期,甲胎蛋白(AFP)低浓度(小于 400 微克/升)时即可呈阳性,与 AFP 联合检测可提高肝癌的检出率。

测定碱性磷酸酶及其同工酶有何意义

碱性磷酸酶(ALP,又称 AKP)有 6 种同工酶,即 ALP_1~ALP_6。ALP_1 是细胞膜组分和 ALP_2 的复合物,ALP_2、ALP_3、ALP_4、ALP_5 分别来自肝脏、骨骼、胎盘和小肠,ALP_6 是 IgG 与 ALP_2 的复合物。正常成人血清 ALP 活性约 90% 为 ALP_2(即肝性 ALP),另有少量为 ALP_3(骨性 ALP),小儿则 ALP_3 占 60% 以上,其次为 ALP_2。

肝性 ALP 主要分布于肝细胞的血窦侧和毛细血管侧

的微绒毛上,经胆汁排入小肠。当胆汁排出受阻时,毛细血管内压力增高,又可诱发产生大量 ALP。此外,来自骨、肠、肾、胎盘等处的 ALP 也随胆汁排泄,胆汁淤积时 ALP 也升高。因此,测定 ALP 并结合转氨酶(ALT)测定可以帮助鉴别阻塞性黄疸和肝细胞性黄疸。阻塞性黄疸 ALP 明显升高,转氨酶(ALT)仅轻度增高;而肝细胞性黄疸则正好相反,转氨酶(ALT)的活性很高,ALP 正常或稍高。肝癌(包括原发性和继发性)时,ALP 常显著增高,而转氨酶(ALT)升高不明显,血清胆红素也不高。

在骨骼疾病时由于骨细胞增生,血清 ALP 也升高。测定 ALP 同工酶有助于判断引起 ALP 升高的来源。

测定血清总蛋白和白蛋白、球蛋白比值有何临床意义

血清总蛋白包括白蛋白和球蛋白。正常血清总蛋白为 60~80 克/升,白蛋白(A)40~55 克/升,球蛋白(G)为 20~30 克/升,A/G 为(1.5~2.5):1。白蛋白主要由肝细胞合成,血清白蛋白的含量与有功能的肝细胞数量呈正相关。白蛋白低于 25 克/升,易产生腹腔积液且预后不良。慢性肝炎、肝硬化时球蛋白主要为 γ 球蛋白增多、白蛋白减少,导致 A/G 倒置。

除了慢性肝病、肝硬化病人因白蛋白合成的减少引起低白蛋白血症外,营养不良、肾病综合征和其他慢性消耗性疾病、恶性肿瘤等也可引起低蛋白血症。血清总蛋白大于 80 克/升称为高蛋白血症,主要因球蛋白增加所致。见于 M 蛋白血症、恶性淋巴瘤等。慢性肝炎、肝硬化时,如果球蛋白的增加超过了白蛋白的减少,总蛋白也可升高。

测定前白蛋白有何临床意义

前白蛋白是一种载体蛋白,在肝脏合成,分子量为6万。电泳速度较白蛋白快,在电泳图谱上位于白蛋白前方,故名。血清前白蛋白的浓度是 0.00145~0.0058 摩/升(10 毫克%~40 毫克%)。前白蛋白的半衰期很短,只有约1.9 天,因此测定血清前白蛋白比其他血清蛋白成分更能敏感地反映肝功能的变化。肝病时血清前白蛋白降低早于其他血清蛋白成分的改变。当肝功能恢复时其浓度可迅速回升。

测定血清胆汁酸有什么意义

胆汁酸是胆汁的主要成分,在肝细胞内由胆固醇转变生成。一般把肝细胞内由胆固醇生成的胆汁酸称为初级胆汁酸,如胆酸和鹅去氧胆酸。两者在肝细胞微粒体内与甘氨酸或牛磺胆酸结合成为结合胆酸随胆汁排入肠道,经肠道细菌作用形成次级胆汁酸,如脱氧胆酸和石胆酸及微量的熊去氧胆酸等,进入肠肝循环。肝病病人由于肝细胞摄取胆汁酸的能力降低,血中总胆汁酸浓度明显增高,特别是在餐后 2 小时胆汁酸升高更为显著,较其他肝功能试验更敏感。测定血清胆汁酸浓度对肝硬化预后有一定的判断价值。

测定血浆凝血酶原时间对肝病有何意义

几乎所有的凝血因子都是在肝脏合成的,而且与白蛋白相比凝血因子的半衰期要短得多,因此血中凝血因子水平能敏感地反映肝脏的蛋白质合成(储备)功能。肝功能损害时,维生素 K 依赖性凝血因子 Ⅱ、Ⅶ、Ⅸ、Ⅹ 首先减少,且其降低程度与病情相一致,故对判断肝功能失代偿和预后具有一定意义。其中以凝血因子 Ⅱ,即凝血酶原时间(PT)测定最为实用。

PT 试验有 3 种表示方法:a. PT 延长的秒数,最常用。正常为 12~15 秒,延长超过 3 秒为异常。b. 国际标准化比值(INR):直接计算病人与正常对照者 PT 的比值,大于 1.2 为异常。c. 凝血酶原活动度(PTA):按公式 $K/(pt-a)$ 计算,$K=303$,$a=8.7$。正常凝血酶原活动度为 80%~100%。近期内 PTA 进行性降至 40% 以下为肝衰竭的重要诊断标准之一,小于 20% 者提示预后不良。

肝穿刺前也需要做凝血酶原时间测定,PT 明显延长者应慎重。

胆红素升高说明了什么

正常血清胆红素不超过 17.1 微摩/升(1 毫克%),血中的胆红素根据是否快速与偶氮染料发生重氮化反应可分为直接胆红素(即结合胆红素,正常范围 0~6.8 微摩/升)和间接胆红素(非结合胆红素,正常范围 1.7~10.2 微摩/升)。当血清胆红素在 17.1~34.2 微摩/升时,皮肤和黏膜无肉眼可见的黄疸,称为隐性黄疸。达到 34.2 微摩/升(2 毫克%)以上即可出现黄疸。黄疸按发生机制可分为溶血性、肝细胞性与梗阻性 3 种。3 种黄疸的区别见下表:

项　目	溶血性黄疸	肝细胞性黄疸	梗阻性黄疸
皮肤、黏膜黄疸色泽	轻度黄染,浅柠檬色	金黄色	暗黄色、绿褐色
皮肤瘙痒	无	可有	多见
结合胆红素与总胆红素比值	小于20%	20%~50%	大于50%
尿胆红素	阴性	阳性	强阳性
尿胆素原	明显增加	正常或轻度增加	减少或无

检测尿胆红素和尿胆原有何意义

尿胆原是结合胆红素随胆汁排入肠道后,经肠道细菌脱氧还原而成,大部分随粪便排出,称为粪胆原。小部分经回肠下段或结肠重吸收,其中少量进入体循环,经肾排出,是为尿胆原。检查尿胆红素和尿胆原对黄疸的鉴别诊断具有重要意义。正常为尿胆红素阴性;阻塞性黄疸时,血中胆红素升高以结合胆红素增加为主,结合胆红素为水溶性,可以通过肾小球过滤到尿液中,使尿内胆红素明显增加;肝细胞性黄疸,尿内胆红素中度增加;溶血性黄疸时,尽管血中总胆红素增高,但主要为非结合型(游离)胆红素,不能过滤到尿液中,故尿中胆红素为阴性,尿胆原常增加。

肝脏病人为何要检验血脂

血浆脂类包括胆固醇、胆固醇酯、磷脂、三酰甘油和游离脂肪酸。肝脏是脂类代谢的主要场所。由肠道吸收和从脂肪组织来的游离脂肪酸在肝脏被合成三酰甘油,与极低密度脂蛋白(VLDL)结合释放入血;或通过 β-氧化,分解供能。肝脏还能合成胆固醇、磷脂、酰基转移酶等,并可将血浆脂蛋白分子中的胆固醇与卵磷脂分子中的脂肪酸结合为胆固醇酯。正常情况下,酯型胆固醇占70%,游离胆固醇占30%,两者之比为3∶1。另一方面,肝脏又可使胆固醇转变为胆汁酸,与磷脂、胆固醇一起排泄入胆汁。

正常肝脏脂类的含量占肝湿重的4%~7%,其中三酰甘油约占一半。如果肝细胞内三酰甘油过多,即形成脂肪肝。脂肪肝与血三酰甘油水平成正相关。

在阻塞性黄疸时,由于胆汁排泄受阻,肝内胆固醇合成亢进,血清总胆固醇增加,以游离胆固醇增多为主,胆固醇酯与游离胆固醇的比值降低。同时血液中还出现一种阻塞性脂蛋白-X(lipoprotein-x,LP-X)。

当肝细胞受损时,肝功能降低,胆固醇的酯化发生障碍,血中胆固醇酯减少。肝实质损害严重时,血中总胆固醇也降低。

甲胎蛋白升高就是得了肝癌吗

甲胎蛋白(AFP)是一种癌胚相关蛋白,是在人和动物胚胎发育过程中所特有的一种蛋白质。胎儿的肝脏和卵黄囊是制造甲胎蛋白的中心,在胚胎第14周后,肝脏合成AFP逐渐减少,主要由卵黄囊产生。胚胎的消化道和肾脏也能产生少量AFP。出生后及正常人血清中没有或仅有微量AFP。

AFP的检测已广泛用于原发性肝细胞癌的诊断、鉴别诊断以及病情变化的随访。但AFP阳性并非原发性肝细胞癌所特有。病毒性肝炎、肝硬化时AFP也可暂时升高,多不超过200微克/升,并常伴血清丙氨酸氨基转移酶

（ALT）明显增高,两者呈平行关系。随着病情好转,ALT 下降,AFP 也减少至消失。此外,妊娠、生殖腺胚胎瘤、胃癌、胰腺癌、结肠癌等疾病血清 AFP 也可增高。

因此,临床上不仅要测定 AFP 绝对值,而且要观察其动态变化。目前认为,AFP 大于 500 微克/升,持续 4 周或 AFP 在 200~500 微克/升持续 8 周者,在排除其他引起 AFP 升高的因素后,结合影像学肝脏定位检查,即可做出肝癌的诊断。

怎样判断肝硬化病人的肝功能

作为体内的"化工厂",肝脏功能包括了许多方面。加之肝脏具有强大的代偿能力,通过某一单项指标判断肝脏的损害程度都存在着一定的局限性。根据大量的临床研究资料,经过分析和筛选,提出了多种综合评价肝功能的分类方法。其中以 Child – Pugh 肝功能分级法应用最广。具体标准如下:

检查项目	1 分	2 分	3 分
血清胆红素（微摩/升）	小于 34.2	34.2~51.3	大于 51.3
血浆白蛋白（克/升）	大于或等于 35	28~35	小于或等于 28
凝血酶原时间延长（秒）	1~3 秒	4~6 秒	大于 6 秒
腹腔积液	无	少/中	大量
肝性脑病	无	轻	中重

积分:A 级小于或等于 6 分,B 级 7~9 分,C 级大于或等于 10 分。

检测甲型肝炎病毒感染有哪些指标

① 抗 – HAV IgM:在发病后 1 周内即可出现,4 周后

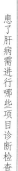

几乎全部为阳性,此后抗体滴度逐渐下降,3~6 个月消失。为急性 HAV 感染的确诊指标。

② 抗－HAV IgG:感染 HAV 后,抗－HAV IgG 的出现较晚,几乎终身存在。抗－HAV IgG 阳性仅表示曾有 HAV 感染。主要用于甲型肝炎的流行病学调查。

③ HAV 病毒、HAV 抗原(HAV Ag)和 HAV RNA:由于 HAV 感染后病毒血症的时间很短,所以这些病毒标志物较难从血中测到。在潜伏期和发病早期 HAV 从粪便中排出量最多,可通过免疫电镜直接检测 HAV 颗粒。也可以检测 HAV Ag 与 HAV RNA 帮助诊断,但因阳性率不高和操作复杂、费用昂贵等原因很少应用。

常规检测的乙型肝炎病毒有哪些血清标记物

目前,临床上常规检测的乙型肝炎病毒(HBV)血清标记物一般有 5 种。即通常所称的"两对半"。包括:

① 乙型肝炎病毒表面抗原(HBsAg):由乙型肝炎病毒的 S 基因编码,HBsAg 阳性同时伴肝功能异常,表示肝内有乙型肝炎病毒复制,HBsAg 的多少与 HBV 的生成量相平行。若肝功能正常,可能是 HBV 携带者(无症状携带者)或者感染 HBV 后已恢复,而 HBsAg 尚未阴转。

② 乙型肝炎病毒表面抗体(抗－HBs):是一种中和抗体,具有保护作用。抗－HBs 阳性,表示机体已通过感染或接种乙型肝炎疫苗获得了抵抗力。

③ 乙型肝炎病毒 e 抗原(HBeAg):HBeAg 阳性,表明血液中有大量 HBV,传染性强。另外 HBeAg 的多少与 HBV 的复制率成正比,也是反映 HBV 复制的标志。

④ 乙型肝炎病毒 e 抗体（抗 –HBe）：抗 –HBe 阳性多见于 HBeAg 已阴转的病人。表示血中 HBV 减少，传染性降低。但少数情况下，可因 HBV 前 C 基因变异，不能表达 HBeAg，出现 HBeAg 阴性，抗 –HBe 阳性，而 HBV 仍在复制。

⑤ 乙型肝炎病毒核心抗体（抗 –HBc）：是乙型肝炎核心抗原（HBcAg）的对应抗体。与抗 –HBs 不同，它不仅没有保护作用，而且抗 –HBc 高滴度阳性，反映 HBV 在持续复制。抗 –HBc 有 IgA、IgM、IgG 3 种类型。抗 –HBc IgA 一般不检测。抗 –HBc IgM 阳性，表示现症感染，对急性乙型肝炎有确诊意义。抗 –HBc IgG 持续时间较长，可在 HBV 感染后数年不消失。若低滴度阳性，表示过去感染过 HBV；高滴度（大于 1∶200）阳性，也表明机体正在感染 HBV。因此，抗 –HBc 阳性时，需进一步分析是 IgM 还是 IgG 型，并结合临床进行判断。

什么叫"大三阳"和"小三阳"

所谓"大三阳"与"小三阳"，并非规范的学术名词，而仅是一种在群众中广泛流传的俗称。"大三阳"是指乙型肝炎病毒（HBV）标志物表面抗原（HBsAg）、核心抗体（抗 –HBc）和 e 抗原（HBeAg）3 项均为阳性；"小三阳"则是 HBeAg 转为阴性，而 e 抗体（抗 –HBe）呈阳性，即 HBsAg、抗 –HBc 和抗 –HBe 3 项阳性。由于 HBeAg 是在 HBV 繁殖时产生的，故 HBeAg 的多少与 HBV 的复制率成正比。HBeAg 阳性表明血液中有大量的 HBV，是有传染性的一个指标，而抗 –HBe 出现意味着 HBV 大部分已被清除或抑制，其传染性也随之降低。所以一般认为"小三阳"病人的传染性很小。但是，近年来却发现一些病人虽然 HBeAg 检测阴性,而 HBV DNA 可为阳性,仍存在有病毒复制和病毒血症,因此具有传染性。

HBV 的 DNA 包含在 HBV 的核心或者以整合形式存在于肝细胞染色体上,HBV DNA 阳性,提示存在具有复制活力的 HBV 颗粒,是反映传染性的直接指标。一项研究显示 HBsAg(+),但 HBeAg(−)标本中,血清 HBV DNA 检出率达 13.3%。这可能是因为 HBV 前 C 区核苷酸序列突变,而不分泌 HBeAg 或者因为 HBeAg 含量低于最低检出限度而不易被检出。说明仅凭 HBeAg(−)确定其无传染性是不够充分的。在"小三阳"的情况下,有必要进一步检查 HBV DNA,以深入了解有无病毒复制,不能一概而论。

"大三阳"一定比"小三阳"病情严重吗

"大三阳"与"小三阳"的区别,主要在于前者 e 抗原(HBeAg)为阳性,而 e 抗体(抗−HBe)呈阴性;后者 HBeAg 为阴性,抗−HBe 呈阳性。HBeAg 阳性常伴有 HBV DNA 阳性,表明病毒复制活跃,具有较强的传染性。HBeAg 阴性、抗−HBe 阳性则表示病毒复制基本停止,传染性小。因此,人们常认为"大三阳"病情重,"小三阳"病情轻。但实际上有一些"小三阳"病人是由于病毒发生变异后,e 抗原(HBeAg)不表达,而其血清 HBV DNA 仍持续阳性,病毒复制活跃,并不断引起肝脏损害。所以,真正决定病情轻重的是 HBV DNA、肝功能和临床症状等方面的表现,而不能仅仅以"大三阳"或"小三阳"来简单判断。无论是"大三阳"或"小三阳"病人,只要有肝炎的临床症状和体征、肝功能异常,均应积极治疗。

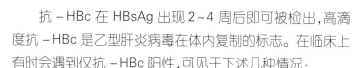

为什么会出现
抗－HBc单项阳性

抗－HBc在HBsAg出现2~4周后即可被检出,高滴度抗－HBc是乙型肝炎病毒在体内复制的标志。在临床上有时会遇到仅抗－HBc阳性,可见于下述几种情况:

① 窗口期:在急性乙型肝炎后期或恢复早期,HBsAg已消失,但抗－HBc尚未出现,因此只检出抗－HBc。

② 低水平乙型肝炎病毒感染:由于HBsAg含量过低,而目前的检测方法不够灵敏,未能检出HBsAg。

③ 乙型肝炎病毒S基因变异,不表达HBsAg。

④ 与丁型肝炎病毒混合或重叠感染,丁型肝炎病毒大量复制,抑制了HBsAg的表达。

⑤ 抗－HBc作为剩余抗体,在抗－HBs和抗－HBe消失后仍长期存在。

⑥ 假阳性,机体并无乙型肝炎病毒感染。

此外,婴儿可出现一过性抗－HBc阳性,系母体内抗－HBc IgG通过胎盘转入所致。

抗－HBc包括IgM和IgG两种类型。两者的临床意义不完全相同。IgM型抗－HBc只存在乙型肝炎急性期和慢性乙型肝炎的活动期。IgG型抗－HBc则出现较迟,但可保持多年,甚至终身,是判断过去感染乙型肝炎病毒的标志。

怎样解读乙型肝炎病毒
"两对半"检测结果

检测乙型肝炎病毒常用的5项标志物(两对半)为

HBsAg、抗－HBs、HBeAg、抗－HBe 和抗－HBc,出现阳性的指标组合模式不同,代表不同的临床意义,需要综合判定。具体如下表所示。

乙肝两对半临床意义

HBsAg	抗-HBs	HBeAg	抗-HBe	抗-HBc	临床意义
－	－	－	－	－	过去和现在未感染过HBV
＋	－	－	－	－	a.急性 HBV 感染早期,急性 HBV 感染潜伏期。b.慢性 HBV 携带者,传染性弱
＋	－	＋	－	－	急性 HBV 感染早期或慢性携带者,传染性强
－	－	＋	－	－	a.急性感染早期,HBsAg 滴度低而呈阴性。b.假阴性、假阳性
＋	－	＋	－	＋	急性或慢性乙型肝炎感染。提示 HBV 复制,传染强。即俗称的"大三阳"
＋	－	－	－	＋	a.急性 HBV 感染。b.慢性 HBsAg 携带者,传染性弱
－	＋	＋	－	－	非典型性或亚临床型 HBV 感染(S 基因变异或不同亚型感染等)
－	＋	＋	－	＋	同上
＋	＋	－	－	－	a. 亚临床型 HBV 感染早期。b.不同亚型 HBV 两次感染
＋	＋	－	－	＋	同上
＋	＋	＋	－	＋	亚临床型或非典型感染早期 HBsAg 免疫复合物,新的不同亚型感染
＋	＋	＋	＋	＋	a.一种亚型的 HBsAg 及异型的抗 HBs(常见)。b.血清从 HBsAg 转化为抗 HBs 的过程(少见)

HBsAg	抗－HBs	HBeAg	抗－HBe	抗－HBc	临床意义
+	－	－	+	+	a. 急性 HBV 感染趋向恢复。b. 慢性 HBsAg 携带者；传染性弱。即俗称的"小三阳"
+	－	－	+	－	a. 急性 HBV 感染趋向恢复。b. 慢性 HBsAg 携带者易转阴
－	－	－	+	－	急性 HBV 感染趋向恢复
+	－	+	+	+	a. 急性 HBV 感染趋向恢复。b. 慢性携带者
－	－	+	+	+	急性 HBV 感染中期
+	+	－	+	－	亚临床型或非典型感染
+	+	－	+	+	亚临床型或非典型感染
－	－	－	+	+	a. 既往感染过 HBV。b. 急性 HBV 感染恢复期，抗 HBs 出现前的窗口期，少数标本仍有传染性
－	+	－	－	－	a. 注射过乙肝苗。b. 既往感染。c. 假阳性
－	+	－	+	+	急性 HBV 感后康复
－	+	－	－	+	a. HBV 感染，恢复期。b. 既往感染，仍有免疫力
－	+	－	+	－	HBV 感染后已恢复
－	－	－	－	+	a. 既往感染，抗－HBs 过低未能测出。b. 恢复期 HBsAg 已消失，抗－HBs 尚未出现。c. 无症状 HBsAg 携带者

乙型肝炎病毒除"两对半"以外，还有哪些指标

乙型肝炎病毒的标志物除 HBsAg、抗－HBs、抗－HBc

（包括 IgM、IgG）、HBeAg、抗－HBe 外，还有以下几种：a.
HBV DNA 和 HBV DNA 聚合酶（HBV DNAP）：两者都位于
HBV 的核心中，因此更能反映 HBV 的存活情况。而且应
用聚合酶链反应（polymerase chain reaction，PCR）技术检
测 DNA，可使 DNA 扩增 2×10^6 倍，即使极微量（0.5fg）的
HBV DNA 也能被检出，灵敏度很高。b. 前 S 基因抗原及
其抗体：前 S 基因抗原有两种：Pre S1 和 Pre S_2，阳性时表
明 HBV 复制；而前 S 基因抗体阳性则是 HBV 被清除的标
志。c.乙型肝炎病毒 x 基因抗原（HBxAg）和抗体（抗－
HBx）：HBxAg 是 HBV 感染过程中所表达的弱抗原性物
质，阳性主要见于长期反复的 HBV 感染病人。抗－HBx 阳
性主要见于慢性活动性肝炎。d. 聚合人血清白蛋白受体
（polymerized human serum albumin receptor，PHSAR）：
PHSAR 存在于肝细胞膜上，HBV 表面的 Pre S_2 也具有
PHSAR 的功能。PHSAR 作为中介，将 HBV 与肝细胞结合
在一起，使机体免疫系统难以识别和及时清除 HBV，导致
病人成为慢性 HBV 携带者。另外，这种结合使 HBV 更容
易进入肝细胞。PHSAR 检测阳性，是 HBV 的复制指标，其
临床意义和 HBeAg 及 HBV DNA 相同。在 HBsAg 阳性，
特别是 HBeAg 阳性血清的检出率高。

检测丙型肝炎病毒感染有哪些指标

目前，检测丙型肝炎病毒（HCV）感染的标志物有两种：
① 抗－HCV：抗－HCV 阳性表明机体有 HCV 感染，但
不能区分是过去曾经感染、已快痊愈还是现在仍然携带有
HCV。由于现在检测的抗－HCV 不是中和抗体，因此抗－

HCV 阳性并不代表机体已获得了免疫力。研究表明,抗 – HCV 与 HCV RNA 密切相关,含有高滴度抗 – HCV 的血浆仍具传染性,而且慢性丙型肝炎病人的抗 – HCV 阳性检出率很高。因此,抗 – HCV 并没有保护作用。

最近,有人提出抗 – HCV IgM 抗体可以作为诊断早期感染的指标,其出现早于或与抗 – C_{22} IgG 抗体同期出现。

② HCV RNA:应用逆转录 – 多聚酶链反应(RT – PCR)检测血清中 HCV RNA,敏感性高,只要标本中含有极微量的 HCV RNA 即可被检出。因此,可以发现抗 – HCV 阴性的 HCV 感染。并且 HCV RNA 阳性表明体内存在 HCV 现症感染。此外,HCV RNA 还可用于其他体液和组织标本的检测及判断抗病毒治疗的效果。

丙型肝炎病毒抗体
阳性代表什么意义

采用酶免疫试验(EIA)方法检测血清丙型肝炎病毒抗体(抗 – HCV)是目前诊断 HCV 感染的常用方法。机体感染 HCV 后,首先出现针对病毒核衣壳 C_{22} 蛋白的抗体(抗 – C_{22}),随后为抗 NS_3 区 C_{33} 蛋白的抗体(抗 – C_{33}),抗 NS_4 非结构区 C_{100-3} 抗原的抗体(抗 – C_{100-3})则出现较迟。C_{33} 的滴度低于 C_{22},但高于抗 – C_{100-3}。第一代 EIA 试剂主要检测抗 – C_{100-3} 抗体,因此假阴性较多。另一方面,由于试剂中的标记抗体为抗免疫球蛋白 G,又可因血清中球蛋白的聚集而产生假阳性,尤其是免疫球蛋白水平高者假阳性率很高。第二代 EIA 试剂引入了病毒基因组结构区 C_{22} 和非结构区 C_{33} 抗原以检测血清中的抗 – C_{22} 和抗 – C_{33},使敏感性和特异性都得到了提高。但仍存在一定的假阳性和假阴性。现在应用的第三代 EIA 试剂不仅在第二代试剂抗原的基础上适当增加了 C_{33} 抗原的比重,而且增加了 NS_5 抗原,进一步提高了抗体检测的覆盖率,敏感性与特异性均较第二代试剂明显提高。

抗－HCV 抗体不是中和抗体,所以抗－HCV 阳性并不代表该病的恢复或获得免疫力,而常常提示 HCV 感染,但尚不能区分急性、慢性感染抑或感染恢复期。

检测丙型肝炎病毒核糖核酸有何意义

应用分子生物学技术检测丙型肝炎病毒 RNA,不仅敏感性高、特异性强,而且能直接反映病毒的复制情况,具有其他检查所不可替代的作用。

① 早期诊断丙型肝炎:虽然经过改进抗－HCV 抗体的检测方法,敏感性提高,但从感染 HCV 到出现抗－HCV 抗体需要一定的时间。大多数病人在暴露于 HCV 6 周后血清中才开始出现抗－C_{22} 或抗－C_{33},而抗－C_{100-3} 抗体出现更晚,甚至可能在感染 6 个月后仍为阴性。并且一些急性自限性丙型肝炎病人可不出现血清抗体转化,或即使出现了血清转化,其抗体反应也常不稳定。HCV RNA 则在感染 HCV 2~3 天或转氨酶(ALT)升高之前即可测出,成为早期诊断 HCV 病毒血症的主要手段。

② 传染性的判断:测定抗－HCV 存在假阳性和假阴性。对近期感染者,其血清免疫学指标可能尚未阳转;而一些既往感染者则有可能因抗体反应已消失而也表现为血清免疫学指标阴性;还有一些慢性丙型肝炎病人,HCV 可在病毒血症很低、血清免疫学指标阴性的情况下复制。只有

通过直接检测,有无 HCV 存在才能准确判断有无传染性。反转录 PCR(RT-PCR)检测 HCV RNA 其灵敏度足以反应感染性,用于筛选献血员、监测血液制品的安全性更为可靠。

③ 病毒在体内复制部位和传播途径的研究:通过检测 HCV RNA,目前已证实 HCV 除了在肝脏复制外,还可以在肝外组织,如唾液腺、脾脏、外周血单核细胞和 T 淋巴细胞中复制。在 HCV 感染者的唾液、阴道分泌物中可以检测到 HCV RNA,表明 HCV 可以通过唾液和性接触传播。

④ 明确诊断:一些透析、免疫功能缺陷和自身免疫性疾病病人,可出现抗 - HCV 假阴性或假阳性等检测失误。因此,HCV RNA 检测有助于确诊这些病人是否合并感染 HCV。HCV RNA 定性检测的特异度在 98% 以上,只要一次病毒定性检测为阳性,即可确证 HCV 感染,但一次检测阴性并不能完全排除 HCV 感染,应重复检查。

为什么要检测丙型肝炎病毒基因分型

HCV RNA 基因分型方法较多,国内外在抗病毒疗效考核研究中,以 Simmonds 命名系统的 1~6 型分型法最为广泛。根据 HCV 基因核苷酸的组成差异,将 HCV 分为 6 种基因型及 58 个不同亚型。采用阿拉伯数字表示 HCV 基因型,并用小写英文字母以表示基因亚型,例如我国最常见的 HCV 感染基因株为 1b 型。不同基因型 HCV 在致病性及对干扰素治疗的反应性上有所不同,故基因分型结果有助于评估治疗的难易程度及制订抗病毒治疗的个体化方案。多项研究表明:治疗失败大多发生在 1 和 4 型,而 2、3 型治疗应答率较高。

哪些情况下丙型肝炎病毒抗体阳性而丙型肝炎病毒核糖核酸阴性

① 急性丙型肝炎恢复期：HCV 被清除后，血清中 HCV RNA 即消失，而抗－HCV 抗体则消失较慢，可继续在一段时间呈阳性。

② 慢性丙型肝炎治疗后：慢性丙型肝炎经抗病毒治疗，有反应的病例，血清 HCV RNA 转阴。

③ 抗－HCV 假阳性：尽管改进后的第二代和第三代 EIA 试剂，特异性与敏感性提高，但仍有一定的假阳性。特别是自身免疫性疾病或高免疫球蛋白血症病人可出现假阳性，如自身免疫性肝炎、系统性红斑狼疮、类风湿关节炎等。

④ HCV RNA 假阴性：虽然检测 HCV RNA 的敏感性很高，但若选用的引物不匹配，或由于丙型肝炎病毒发生变异，以及实验因素等影响，均可造成假阴性。

哪些情况下会出现丙型肝炎病毒核糖核酸阳性而丙型肝炎病毒抗体阴性

① 急性丙型肝炎早期：由于感染丙型肝炎病毒（HCV）后需要经过一定时间血清中才出现抗－HCV 抗体。因此，在急性丙型肝炎早期，虽然有病毒血症存在，但抗－HCV 抗体检测可为阴性。此外，一些急性自限性丙型肝炎病人，抗－HCV 的阳性率较低，或即使产生抗－HCV 抗体，其抗体水平也常不稳定，均可导致抗－HCV 抗体检测阴性。

② 免疫功能低下：免疫缺陷病人、器官移植后长期应用免疫抑制剂以及感染人类免疫缺陷病毒（HIV）（爱滋病）、血液透析病人等，血清抗－HCV 抗体常呈阴性。

③ 抗－HCV 抗体假阴性：由于检测试剂和技术方面的原因，造成抗－HCV 抗体假阴性。

丙型肝炎病人检测自身 免疫性抗体有何临床意义

由于 20%~60% 的抗－HCV 阳性病人可同时伴有多种不同的自身抗体出现，提示 HCV 感染有可能引起自身免疫现象。研究发现，HCV 的核心蛋白与人体细胞的某种蛋白质在氨基酸序列上具有一定的同源性，能产生抗－GOR（一种 HCV 特异性的自身抗体）抗体。抗肝肾微粒体抗体（抗－LKM－1 抗体）也常呈阳性。检测自身抗体不仅有助于对慢性肝炎进行分类，而且对治疗具有指导意义。如果丙型肝炎病人抗－GOR、抗－LKM－1 及抗核抗体阳性，但不伴有抗平滑肌抗体（ASMA），这些自身抗体有可能是由 HCV 感染诱发的，应慎用干扰素；若抗核抗体阳性并伴有 ASMA 或 ASMA 单独存在，或者是其他自身抗体伴有 AS-MA，因这些自身抗体的出现常为真正的自身免疫性肝炎，故应避免使用干扰素。

检测丁型肝炎病毒 有哪些指标

① 丁型肝炎病毒抗原（HDAg）：丁型肝炎病毒（HDV）与乙型肝炎病毒（HBV）同时感染时，在潜伏后期和急性早

期血清中可出现 HDAg,但很快消失。慢性 HDV 感染,血清 HDAg 可长期阳性或当抗－HD 出现后转阴。而肝组织内 HDAg 持续存在,应用免疫酶或免疫荧光组织化学技术检测肝组织 HDAg,有助于诊断。

② 抗－HD:包括抗－HD IgM 和 IgG。抗－HD IgM 在 HDV 感染出现临床症状后数天即可检出,持续 2~4 周,随后抗－HD IgG 阳性。测定抗－HD IgM 不仅有助于早期诊断,而且还可鉴别 HDV 与 HBV 是同时感染或重叠感染。同时感染时,抗－HD IgM 呈一过性升高,而重叠感染时议抗－HD IgM 升高多为持续性。此外,抗－HD IgM 滴度增高或下降,还可反映病情的进展或缓解。抗－HD IgG 出现较抗－HD IgM 晚。持续高滴度抗－HD IgG 阳性是慢性丁型肝炎的重要标志。

③ HDV RNA:能直接反映有无病毒血症或肝组织内有无 HDV,敏感性高,特异性强。

有时为何会出现丁型肝炎病毒检测阳性而乙型肝炎病毒指标为阴性

丁型肝炎病毒是一种缺陷型 RNA 病毒,需要由乙型肝炎病毒提供包膜蛋白才能完成复制。所以,丁型肝炎病毒感染常发生于乙型肝炎病毒感染的基础上(重叠感染)或与乙型肝炎病毒同时感染,即乙型肝炎病毒标志物的检测为阳性。虽然一般认为丁型肝炎病毒感染会加重乙型肝炎的病情,但也有研究表明,丁型肝炎病毒感染可能对乙型肝炎病毒的复制和表达具有一定的抑制作用。表现为乙型肝炎表面抗原(HBsAg)滴度降低,HBV DNA 水平下降或测不出,甚至出现 e 抗原(HBeAg)转阴,从而导致乙型肝炎病毒标志物检测呈阴性。发生这种现象的机制尚不清楚,可能与丁型肝炎病毒与乙型肝炎病毒在复制过程中竞争同一种蛋白质引起竞争性抑制有关,也可能是病毒间的干扰作用。

检测戊型肝炎病毒感染有哪些特异性标志物

① 抗 – HEV:抗 – HEV IgM 阳性为确诊 HEV 急性感染的指标。稍后抗 – HEV IgG 也呈阳性。抗 – HEV 抗体一般下降和消失较快,持续时间较短,多数在病后 5~6 个月转阴。少数可持续较长时间。

② HEV RNA:检测血清或粪便中 HEV RNA 诊断戊型肝炎。灵敏度高、特异性强。

③ HEV 颗粒和 HEV 抗原(HEV Ag):应用免疫电镜和免疫荧光法直接检测粪便、胆汁和肝组织中 HEV 颗粒与HEV Ag。因 HEV 在肝组织、胆汁和粪便中存在时间较短,检测的阳性率低,且需要特殊设备和技术,故主要用于科研,不作为常规检查。

诊断庚型肝炎病毒感染有哪些方法

① HGV RNA:应用逆转录 – 聚合酶链反应(RT –PCR)检测。HGV RNA 阳性说明体内有庚型肝炎病毒(HGV)感染。由于 HGV 基因有一定的变异性,因此引物的选择会直接影响检测的敏感性。最初引物是根据 HGV

RNA 的 NS_3 序列设计的单一引物,后又设计了能够同时扩增 8 株不同 HGV RNA NS_3 序列的共同引物,使敏感性提高。最近的研究发现,HGV5'端非编码区第 13~395 个核苷酸之间的引物最敏感,以此为引物将为诊断 HGV 感染提供更灵敏的方法。

② 抗 HGV E_2 抗体:庚型肝炎病毒的 E_1 和 E_2 基因编码病毒包膜。应用重组 HGV E_2 抗原,通过放射免疫沉淀法测定血清中抗 HGV E_2 抗体,可以了解是否感染过 HGV。

脂肪肝有哪些临床表现

轻型脂肪肝可以无任何自觉症状,偶然在体检或者因其他疾病就诊时发现。部分病人出现乏力、食欲不振、恶心或肝区隐痛、轻度黄疸,检查有肝脏肿大,血清丙氨酸氨基转移酶(ALT)、天冬氨酸氨基转移酶(AST)、γ-谷氨酰转移酶(γ-GT)轻度升高。

脂肪肝的临床表现无特异性,询问病史时应注意有无肥胖、嗜酒、糖尿病、服药史(如四环素、糖皮质激素)、高脂血症等危险因素。肝功能的改变可供参考,B 超、CT、MRI 有一定特异性,确诊有赖于肝穿刺活组织检查。

B 超诊断脂肪肝的敏感性高于血生化检查,常能发现无病因或诱因的潜伏性脂肪肝,可以作为筛查脂肪肝的首选手段。脂肪肝的声像图表现有:a. 肝脏体积稍大,下缘略呈钝圆,或肝缘轮廓不甚明确,肝实质显示微细致密的强散射光点,即"光亮肝"。轻者似薄雾朦胧,一般如霜雪漫布,重症则呈"大片雪"样回声,并且肝表面起伏不平。b. 肝内管状结构,尤其是静脉变细、模糊不清。c. 近场回声增强而远场衰减,甚至在正常灵敏度条件下不能显示。超声检查对中度脂肪肝诊断的敏感性约为90%。

CT对该病诊断的准确性高于B超，主要表现为肝实质密度的降低，肝/肾CT比值小于0.85，有时其密度甚至低于血管，故肝内血管反而显示清楚。

MRI显像见肝脂肪变区信号强度减弱，与周围组织分界清楚，由于MRI价格较贵，目前较少用此法诊断该病。

B超引导下肝穿刺抽取组织活检，不仅有助于明确病因、病变程度、拟定治疗措施，而且对于评价预后等均有重要意义。

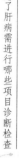

自身免疫性肝病有哪些实验室检查

自身免疫性肝病，主要包括自身免疫性肝炎（AIH）、原发性胆汁性肝硬化（PBC）、原发性硬化性胆管炎（PSC）、自身免疫性胆管炎（AIC）以及这3种疾病中任何两者之间的重叠综合征。

肝功能检查：转氨酶持续或反复升高，丙氨酸氨基转移酶（ALT）常大于天冬氨酸氨基转移酶（AST）。胆汁淤积型者γ-谷氨酰转移酶（γ-GT）及血清碱性磷酸酶（ALP）常升高，血清胆红素明显升高。白蛋白正常，γ-球蛋白增高是该病的典型表现，以IgG增高最显著，其次为IgM和IgA。

血清免疫学检查：多种自身抗体检测阳性是该病的特点。如抗核抗体（ANA）、抗平滑肌抗体（SMA）、抗肝肾微粒体抗体（LKM1）、抗1型肝细胞溶质抗原抗体（LC1）、抗可溶性肝抗原抗体（anti-SLA）/抗肝胰抗体（anti-LP）、抗去唾液酸糖蛋白受体抗体（ASGPR）、抗中性粒细胞胞浆抗体（pANCA）、抗线粒体抗体（AMA，其 M2 型升高诊断 PBC 特异性可达 98％）。

肝纤维化有哪些血清学指标

肝纤维化是结缔组织大量增生、使细胞外基质成分过度沉积的结果，但尚无假小叶形成。因此严格地讲，肝纤维化诊断有赖于病理组织学检查，如肝穿刺等。

关于肝纤维化的血清学指标是当前正在研究的课题之一。结缔组织的主要成分是胶原、氨基多糖，如透明质酸（HA）、层粘连蛋白（laminin）等。检测指标就是围绕这些物质进行的。单氨氧化酶（MAO）活性与结缔组织增生关系密切，脯氨酰羟化酶是胶原纤维合成的关键酶，在肝纤维化时两者均可升高。血清层粘连蛋白不仅能反映肝纤维化，还可预测门静脉高压的发生。透明质酸在肝纤维化和肝硬化时也明显升高。此外，血清 III 型前胶原 N 末端肽（PIIIP）以及 IV 胶原测定，也被认为是目前诊断肝纤维化较好的指标。

检查肝脏疾病还有哪些辅助检查

① 超声检查：是利用超声波的原理对人体软组织的物理特性、形态结构作出判断的一种非创伤性检查方法。超声检查种类众多，目前临床上使用最为广泛的是 B 型超声，即以不同辉度的光点表示界面反射讯号的强弱，反射强则亮，反之则暗，也称为灰阶成像。肝脏是人体最大的实质性脏器，且位置固定，最适于超声检查。它不仅可用来检查肝

脏的大小、形态及肝实质回声的异常改变（如脂肪肝、肝硬化等），还能发现肝癌、肝囊肿、脓肿、钙化、结石等肝内占位病变。由于 B 超是一种非侵入性诊断技术，具有操作简便、快速、安全、无损害、无痛苦、可反复多次检查，对肝内直径为 2 厘米以上的实质性病变诊断，阳性率高达 80％以上等优点。因此，对肝脏疾病的诊断具有较高的实用价值。

② 计算机体层摄影（computed tomography，CT）：于 20 世纪 70 年代问世，至今已有近 30 年的临床应用历史。它采用高灵敏度的检测器测量通过人体后 X 线强度值来检出组织的微小密度差别，并能将器官从头到尾连续切片，从而获得一系列横断面图像。CT 检查和 B 超检查一样，均为无痛、无创伤检查，其灵敏度高于 B 超，但检查费用较为昂贵且需接受一定的射线。若结合肝动脉造影（CTA）或注射碘油的肝动脉造影（lipoidol－CTA），对直径 1 厘米以下的肿瘤检出率可高达 80％以上，因此是目前诊断小肝癌的最好方法。

③ 磁共振成像（magnetic resonance imaging，MRI）：是利用原子核在磁场内共振而产生影像的一种诊断方法。它的图像不仅可构成类似 CT 的横断面图像，而且还可呈冠状位和矢状位像，这种显示人体三维结构的能力是 CT 所不及的。由于 MRI 无射线损害，所包含的信息量大，临床上已较为广泛地应用于肝脏疾病的诊断及疗效的观察。

④ 放射性核素显像：半衰期短的 γ － 放射性核素（如^{99m}Tc － 植酸盐、^{113m}In － 胶体等）注入病人静脉，90％可被肝脏库普弗细胞吞噬，用 γ － 照相功能使肝实质显像。当肝脏发生病变，如肝囊肿、脓肿或肿瘤时，破坏了正常肝组织，该区放射性降低，扫描图上见放射性缺损或稀疏区。因此，它对肝脏大小、形态、结构、功能、占位性病变的鉴别

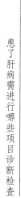

诊断等具有参考价值。

⑤ 经皮肝穿刺胆道造影（percutaneous transhepatic cholangiography，PTC）：是一种创伤性检查，术前应做好充分准备。应检查病人出、凝血时间和凝血酶原时间，做碘过敏试验，胆道有扩张者给予抗生素等。穿刺可在 B 超引导下进行，一般取右侧腋中线第 8~10 肋间进针，将造影剂注入胆道使其显像。临床上可用于明确阻塞性黄疸的病因及阻塞部位。

⑥ 肝穿刺活检：在超声或 CT 引导下，用细针经皮穿刺，抽取肝组织做病理学检查，对肝病的发生机制、病理变化与类型以及临床治疗措施、评价肝病预后等均有重要价值。

肝脏病人为何要做肝穿刺

肝穿刺是通过肝穿刺针利用负压吸引获取少量肝组织进行病理组织学检查的一种方法。因此，具有其他检查所无法替代的确诊价值，其意义主要有以下几点：

① 明确肝脏疾病的诊断：很多临床上鉴别比较困难的肝病，如酒精性肝病、脂肪肝、原发性胆汁性肝硬化、肝结核、肝脓肿、血吸虫病、原发性肝癌和转移性肝癌、各种代谢性肝病——肝豆状核变性（Wilson 病）、肝糖原累积症、肝脏淀粉样变性等，均可通过肝穿刺确诊。

② 了解肝脏病变的程度：肝炎的活动情况，特别是有无肝纤维化或早期肝硬化，需依靠组织学检查确定。

③ 鉴别黄疸的性质和病因：确定黄疸是胆红素代谢障碍抑或肝细胞性或胆汁淤积，属病毒性还是药物引起。

④ 判断药物疗效：治疗前后肝活检组织病理变化是评

判治疗效果的可靠指标。

⑤ 估计病情及预后：重型肝炎若以肝细胞坏死为主，则病情严重，预后差，病死率高。

⑥ 各型病毒性肝炎的病原学诊断：一些肝炎病毒的标记物有赖于从肝组织检测。

此外，借助于 B 超或 CT 引导下有目的性地肝穿刺，可开展肝脓肿穿刺排脓、注射药物，无水乙醇瘤内注射治疗肝癌等。

肝穿刺有哪些方法

肝穿刺包括普通的直接经皮肝穿刺和在 B 超或 CT 引导下进行有目的性经皮肝穿刺，以及在手术中直视下或腹腔镜下肝穿刺，也可经颈静脉进行肝穿刺。

临床上应用最多的为普通直接经皮肝穿刺。方法为：病人取仰卧位，右臂上举，在右侧腋前线（或腋中线）第 8、9 肋间，肝叩诊实音处常规皮肤消毒，2％利多卡因局部麻醉后，先用穿刺锥在穿刺点皮肤上刺孔，再将穿刺针由穿刺孔沿肋骨上缘与胸壁垂直进针。穿刺套针连接于注射器上，吸入无菌生理盐水 3～5 毫升。套针内装有钢针芯活塞，可以通过空气和水，但能阻止吸进针内的肝组织进入注射器。至穿透胸壁进入肝脏之前，若抽取无回血，将注射器内生理盐水推出 0.5～1 毫升，冲出针内可能存留的皮肤与皮下组织，再将注射器抽成负压并予保持，迅速将穿刺针刺入肝内并立即退出，深度不超过 6 厘米。穿刺结束后以多头腹带包扎，卧床休息 6 小时。用生理盐水冲出针内肝组织条，10％甲醛固定送检。

肝穿刺对人体有害或危险吗

肝穿刺,通过穿刺针取出的肝组织长为 1~2 厘米、直径 0.2 厘米大小,仅含 3~5 个肝小叶。因此,穿刺本身对肝脏的损伤是微不足道的,加上肝细胞具有十分旺盛的再生能力,故肝穿刺不会影响人体健康。而通过肝穿刺能够及时明确诊断,有利于采取针对性治疗。大量的临床实践表明,只要掌握好适应证,规范操作,肝穿刺是安全的。

肝穿刺前应常规进行血小板计数,出、凝血时间,凝血酶原时间(或活动度)和 B 超检查。如果有血小板减少(小于 8×10^{10}/升)、凝血酶原时间延长(大于 3 秒,或凝血酶原活动度小于 40%)应慎重。在必要时纠正后方可进行。阻塞性黄疸、肝内胆管扩张,或有肝血管瘤、肝囊肿、肝包虫病、肝淤血等为禁忌证。肝硬化有中度以上腹腔积液也属禁忌证,因为腹腔积液可使肝脏浮动使穿刺针形不成负压而致穿刺失败。另外,肝硬化时肝脏明显缩小且质地坚硬,不易取得肝组织。

肝穿刺术后,需用胸带加压包扎,绝对卧床 6 小时,同时严密观察血压和脉搏(心率)。应在术前和术后各测 1 次,以后每 30 分钟测量 1 次,共 4 次,以后改为 1 小时测量 1 次至术后 6 小时,观察有无出血情况,无出血可松开胸带。

肝硬化时 B 超检查有哪些特点

根据超声波回声图像的改变,可了解肝脏的大小及形态改变,对肝硬化及门静脉高压症有较高的诊断价值,且对病人无损伤,是临床上诊断肝硬化必不可少的方法。超声图像上出现以下征象时,提示肝硬化存在。

① 肝内回声增强,分布不均匀:肝硬化早期见肝脏肿大,实质回声致密;晚期则缩小,肝脏表面凹凸不平,呈结节状。肝静脉变细,显像不清。

② 门静脉高压:门静脉主干内径大于 1.5 厘米,脾静脉宽径大于 1.0 厘米。脾肿大,脾缘圆钝,长度一般大于11 厘米,厚度在 5~8 厘米。胃左静脉扩张屈曲,脐静脉重新开放,表明侧支循环形成。

③ 腹腔积液征:表现为无回声区,常随体位改变而移动。超声对腹腔积液的显示灵敏度很高,即使临床上难以发现的少量腹腔积液也可显示出来。

肝硬化时 CT 检查有何特点

肝硬化时 CT 检查有以下表现:

① 肝脏各叶大小比例失调:肝硬化时,纤维瘢痕使肝缩小,肝小叶结节状再生,脂肪变性使肝肿大。由于肝脏各叶病变程度不同,造成肝脏变形,当肝右叶(R)肿大或左叶(L)缩小时,R/L 比值大于正常,反之,则小于正常。如肝脏各叶普遍增大或缩小时,比例保持正常。

② 肝密度降低:正常时肝脏密度高于脾脏,平扫时为6~12Hu。肝硬化时,由于不同程度的脂肪变性,肝脏密度降低与脾脏相等,少数甚至低于脾脏。根据病变范围的不同,密度改变表现为全部或局灶性分布,以后者居多。

③ 肝外形的改变:肝脏轮廓呈局部隆起或波浪状变形,失去正常光滑的外形。

④ 脾肿大:以一个肋骨或一个肋间隙为一个肋单位。正常时脾脏上下缘不超过 5 个肋单位,即 3 个肋骨及其间 2 个肋间隙或 3 个肋间隙及其间 2 个肋骨。半数以上肝硬化病人有脾肿大,可从 CT 图像上判断其肿大的程度。脾肿大是肝硬化的间接征象。

⑤ 腹腔积液:表现为肝脏周围低密度影。

⑥ 其他:可有肝门增宽,胆囊移位,以晚期肝硬化明显,合并门静脉高压时,可见侧支循环,如胃底食管静脉,脐静脉等曲张。

怎样早期诊断肝硬化

肝硬化晚期,肝功能失代偿者有明显的临床表现及肝功能异常,诊断不难,但肝硬化早期,由于无典型的症状体征,诊断有一定难度。

对有慢性肝炎、长期嗜酒、长期营养不良及血吸虫病史等病人,因密切随访观察,注意肝脏大小、质地及肝功能的改变。临床上常辅以一些必要的检查来协助诊断,如利用 B 超测定肝脏的大小、形态改变以判断有无肝硬化,超声图像上尚能显示有无腹腔积液,门静脉主干的直径(正常不超过 1.4 厘米)及脾静脉直径(正常值不超过 1.0 厘米)。当直径超过上述正常值时应考虑有门静脉高压存在。CT 及磁共振(MRI)可见肝叶大小比例失调和肝外形呈波浪状。放射性核素检查见肝摄取核素稀疏,分布不均。胃镜或 X 线钡餐检查,发现食管 - 胃底静脉曲张,应考虑有肝硬化。

若根据临床表现以及经过多种辅助检查仍不能肯定,可考虑进行肝穿刺活组织检查,见到假小叶形成即可确诊。

肝硬化病人为何要做胃镜检查

肝硬化病人做胃镜检查有重要的临床意义:食管胃底静脉曲张是肝硬化失代偿门静脉高压症的主要表现之一。胃镜下给食管轻度充气,若黏膜皱襞消失后仍能见到明显的静脉,即可诊断为静脉曲张,而食管胃底静脉曲张又是诊断肝硬化的重要依据。胃镜检查可直接观察静脉曲张的程度、部位,并可进行硬化剂注射和套扎术,及时治疗或预防曲张静脉破裂大出血。

另外,肝硬化常合并门静脉高压性胃病及消化性溃疡,胃镜检查同时,可明确胃、十二指肠黏膜有无糜烂、出血等病变。

怎样判断食管静脉曲张的程度

诊断食管静脉曲张的方法有 3 种,即食管钡餐检查、胃镜和经皮肝门静脉造影。判断食管静脉曲张程度,临床上主要根据内镜下食管静脉曲张的表现进行分级。

Dagradi 分类法按照曲张静脉的外观和大小将食管静脉曲张分为 5 级。Ⅰ级:曲张静脉直径小于 2 毫米,呈直线形或 S 形,需用内镜端部按压食管壁后才能显露;Ⅱ级不用内镜压迫食管壁即可见到曲张静脉,形态与 Ⅰ 级相似;Ⅲ级:明显隆起的曲张静脉,直径 3~4 毫米,蓝色,分布较稀疏;Ⅳ级:曲张静脉明显迂曲,呈蛇形,最大直径大于 4 毫米,蓝色,多条曲张静脉围绕整个食管腔,分布较密;Ⅴ级:

曲张静脉呈葡萄串状,并且多条曲张静脉彼此在食管腔相遇,以致阻塞食管腔。曲张静脉表层黏膜菲薄,且可见樱桃红色细小曲张血管。

国内根据曲张静脉直径大小分为 3 度。轻度:曲张静脉直径小于 3 毫米;中度:曲张静脉直径 3~6 毫米,范围不超过食管中段;重度:曲张静脉血管直径大于 6 毫米,食管上段也有静脉曲张。以 3 度分类法较为简便实用。

肝硬化食管静脉曲张出血有哪些危险因素

食管曲张静脉破裂出血是肝硬化常见的并发症之一。其后果相当严重,其中约有一半的病人死于首次出血。因此,分析食管曲张静脉出血的危险因素,以便采取有针对性的预防措施十分重要。

① 临床参数:临床上评价肝功能指标多采用 Child – Pugh 改良法。根据病人的血清胆红素水平、血清白蛋白值、凝血酶原时间、有无腹腔积液和肝性脑病以及其轻重程度进行评分,分为 A、B、C 3 级,C 级最差。研究表明,食管曲张静脉破裂出血与 Child – Pugh 分级有密切关系,肝功能越差,发生出血的可能性也越大。

② 内镜检查:静脉曲张的程度(直径大小)、色调、是否存在胃底静脉曲张以及门静脉高压性胃病的轻重等均与出血相关。其中曲张静脉的大小和樱桃红斑(红色征)是发生静脉破裂出血的独立预测指标。

③ 血流动力学检测:食管曲张静脉破裂出血的直接原因是门静脉高压。当门静脉压力大于 1.3 千帕(10 毫米汞柱)时可导致食管静脉曲张,当门静脉压力小于 1.6 千帕

（12毫米汞柱）时，很少发生出血。门静脉压力测定多采用肝静脉压力梯度（HVPG）表示，为肝静脉楔嵌压（WHVP）与游离肝静脉压之差。但在一项前瞻性研究中发现，门静脉压力与曲张静脉破裂出血之间缺乏线性关系，故还需结合其他因素进行预测。与测定门静脉压力相比，直接测定食管静脉压应用更为广泛。食管静脉压力可通过胃镜下直接穿刺测压或运用固定于内镜远端的压力感受装置间接测压。若食管静脉压大于3.3千帕（25毫米汞柱），出血的危险性将大大增加。

④ 影像学检查：奇静脉血流量能反映胃底－食管曲张静脉的血流情况，运用核磁共振成像（MRI）测定奇静脉血流量可用来帮助预测出血。

高分辨率的B超能检查门静脉系统形态学改变，多普勒超声则能显示门静脉血流及其方向，因此借助超声检查可以估计门静脉高压的程度及预测食管曲张静脉出血的可能性。门静脉直径大于1.6厘米，脾静脉直径大于1.1厘米可作为出血的危险性指标。此外，门静脉充血指数（即门静脉截面积与门静脉血流速度之比），也可作为食管曲张静脉出血的预测因素。

有哪些非创伤性的检测方法可以了解肝纤维化程度

肝纤维化是慢性肝病发展为肝硬化必经的中间阶段。判断肝纤维化程度对慢性肝病预后判断、选择抗肝纤维化治疗药物及其疗效考核具有重要的临床意义。长期以来，肝纤维化的诊断离不开肝穿刺活检，这种损伤性检查具有许多明显不足，如难以反复活检、有一定的并发症、病变在肝脏内不均匀、标本长度不够、观察者因素导致结果差异等。因此,临床上迫切需要寻找简单且易推广的非创伤性诊断方法诊断和评估肝纤维化。目前,针对肝纤维化的非创伤性诊断方法,主要包括影像学、综合多项临床和生化检测指标建立起来的预测模型。

影像学主要包括 B 超、CT 和 MRI,常规的影像学方法尽管现在应用比较广泛,但是只能在肝纤维化晚期即发生肝硬化以及门脉高压时出现异常图像,不能做出早期诊断。近来应用的瞬时弹性超声(Fibroscan),是通过测定肝脏组织的弹性度来判断肝纤维化程度,可对肝纤维化进行早期诊断,方法简单,病人依从性好,并可以进行动态随访观察,其客观性和准确性得到国际上的广泛认同。此外,弹性成像 MRI 和弥散加权 MRI,也显示对肝纤维化的诊断有较高的准确性,因此很有临床应用前景。

血清学方面,透明质酸等单一指标虽有一定意义,但临床上并不能满意的评估纤维化程度。通过对大量临床和血清学指标的研究,国内外建立了多个肝纤维化非创伤性综合指标的诊断预测模型,如 Fibrotest 指数(其参数包括 α2 巨球蛋白、ApoA1、GGT、胆红素及肝珠蛋白 5 项)、上海肝纤维化组 SLFG 预测模型(其参数包括 α2 巨球蛋白、年龄、GGT 和透明质酸)等。以上预测模型对明显肝纤维化的诊断均有很好的特异性,同时尚有一些新的简单和准确性高的预测模型仍在研究和探索之中,以期建立更好的诊断方法。

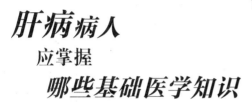

肝病病人
应掌握
哪些基础医学知识

姓名 Name ＿＿＿＿＿ 性别 Sex ＿＿ 年龄 Age ＿＿＿＿＿

住址 Address ＿＿＿＿＿＿＿＿＿＿＿＿＿＿＿＿＿

电话 Tel ＿＿＿＿＿＿＿＿＿＿＿＿＿＿＿＿＿＿＿

住院号 Hospitalization Number ＿＿＿＿＿＿＿＿

X 线号 X-ray Number ＿＿＿＿＿＿＿＿＿＿＿＿

CT 或 MRI 号 CT or MRI Number ＿＿＿＿＿＿

药物过敏史 History of Drug Allergy ＿＿＿＿＿

肝脏在人体的什么部位

肝脏是人体最大的腺器官。成年人肝脏重量占体重的1/50~1/40,体积为25厘米×15厘米×16厘米。胎儿和新生儿的肝脏较成人肝脏相对为大,其重量可达体重的1/20~1/18。肝脏呈楔形,位于腹腔上部右侧,占据了几乎全部右季肋区以及大部分腹上区和小部分左季肋区。肝上界后方平第8胸椎,在腋中线平第6肋骨,在右锁骨中线与第4肋间隙或第5肋骨等高。再向左经胸骨体与剑突结合处,终于左侧第5肋间左锁骨中线附近。肝下界在右锁骨中线的右侧,肝下缘与右肋弓大体一致。故体检时,肋弓下不能触到肝。3岁以下幼儿,由于腹腔容积较小,肝脏体积相对较大,肝下缘常低于右肋弓下1.5~2.0厘米。到7岁以后,在右肋弓下不能触到。

肝脏血液供应有哪些特点

肝脏有肝动脉和门静脉双重血液供应:肝动脉含有丰富的氧,为肝脏自身代谢所需,是肝脏的营养性血管,供血量占肝总供血量的20%~30%,压力比门静脉高30~40倍;门静脉是腹腔中较大的静脉,直径为1.0~1.2厘米,长6~8厘米,主要由肠系膜上静脉与脾静脉汇合而成,含有来自消化道吸收的大量营养物质,运至肝脏储存和利用,是肝脏的功能性血管。它提供肝血流量的70%~80%,压力较肝动脉低,仅0.93~1.33千帕(7~10毫米汞柱)。

肝动脉和门静脉由结缔组织包绕,于肝门(第一肝门)处进肝,在肝内分支,然后注入肝血窦进行物质交换,再汇入肝小叶内的中央静脉、小叶下静脉,最后汇合成肝静脉经第二肝门出肝流入下腔静脉。

胆汁是怎样形成的

胆汁是由肝细胞分泌的一种透明的液体,略为黏稠,呈黄褐色或金黄色,味苦。正常人每日分泌胆汁为 600 ~ 1 100 毫升,它沿肝内胆道系统流出,进入胆囊,并在胆囊中浓缩成棕褐色。肝胆汁为弱碱性,胆囊胆汁因碳酸氢盐被吸收而呈弱酸性。胆汁中除水外,还有胆色素、胆汁酸(盐)、胆固醇、脂肪酸、卵磷脂及血浆中所有的无机盐。胆汁中没有消化酶。

胆汁有哪些作用

胆汁中胆汁酸(盐)的立体构象具有亲水和疏水两个侧面,使其具有较强的界面活性,能够降低油、水两相间的界面张力,增加胰脂肪酶的作用面积,故对脂类的消化、吸收和维持胆汁中的胆固醇呈溶解状态有重要作用。胆汁酸(盐)达到一定浓度后,便聚合成微胶粒与脂肪分解产物形成水溶性复合物,从而将不溶于水的脂肪分解产物运输至肠黏膜表面,促进脂肪的消化和吸收,并能促进脂溶性维生素 A、维生素 D、维生素 E、维生素 K 的吸收。此外,胆汁还可中和一部分胃酸,同时又进一步促进胆汁的分泌。

肝脏在物质代谢中有哪些作用

① 糖代谢:肝脏对维持血糖浓度具有重要作用,这种作用主要通过肝糖原的合成和分解及糖异生实现。当饱食后,血糖升高,肝脏通过合成糖原,将葡萄糖转变为肝糖原储存起来;空腹时,血糖降低,肝糖原分解为葡萄糖以补充血糖。但肝糖原的储存量有限,空腹10多小时就基本消耗完了。长时间饥饿时,肝脏还能将生糖氨基酸、甘油、乳酸等非糖物质转化为葡萄糖或糖原,称为糖异生。肝功能受损时,肝糖原合成、分解及糖异生作用减低,维持血糖处于正常浓度的能力降低,故容易发生低血糖或高血糖。

② 脂类代谢:肝脏能将胆固醇转化为胆汁酸,生成和分泌胆汁,胆汁中的胆汁酸盐有促进脂类消化、吸收的作用。当肝细胞受损时,肝脏分泌胆汁能力降低,可影响脂类的消化吸收。肝脏是体内合成三酰甘油、胆固醇、胆固醇酯及磷脂的主要场所,并以极低密度脂蛋白(VLDL)、高密度脂蛋白(HDL)的形式将脂类输送至肝外组织利用。三酰甘油和脂肪酸的分解代谢也是在肝脏进行的,并且肝脏是生成酮体的唯一器官,酮体经血液运送到肝外组织,如脑、心肌和骨骼等进一步氧化供能。

③ 蛋白质代谢:除了肝脏本身的结构蛋白质外,大多数血浆蛋白质也都是在肝脏合成的,如清蛋白(白蛋白)、纤维蛋白原和凝血因子等。肝脏具有非常活跃的氨基酸分解和转化功能,并能将有毒的氨通过鸟氨酸循环转变为尿素,通过肾脏排出。当肝功能严重受损时,尿素合成能力下降,血氨浓度升高,与肝性脑病的发生有关。肝细胞内有活

性极强的单胺氧化酶及其他有关酶,可使胺类化合物转变成无毒的物质,故肝脏也是体内胺类物质解毒的主要器官。胺类结构与儿茶酚胺类神经递质相似,可取代或干扰大脑正常的神经递质作用,称为假神经递质。当肝功能减退时,假神经递质含量增高,也与肝性脑病的发生有关。

④ 维生素代谢:肝脏分泌的胆汁酸能促进脂溶性维生素 A、维生素 D、维生素 E、维生素 K 的吸收,肝脏也是脂溶性维生素和维生素 B 的储存场所。在肝脏,维生素 A 原被转化成维生素 A,维生素 D_3 被羟化成 $25-OH-D_3$,有利于活性维生素 D_3 的生成。多种维生素在肝内参与辅酶的合成,转而参与体内的物质代谢。

⑤ 激素代谢:许多激素在体内发挥作用后,主要在肝脏进行灭活。激素的灭活过程是体内调节激素作用时间长短的主要方式之一。

为什么说肝脏是人体的"化工厂"

肝脏是人体的物质代谢中心,因此被形象地称为人体的"化工厂"。它对糖、脂类、蛋白质、维生素、激素等代谢起着重要作用,并且具有生物转化、分泌和排泄等多方面功能。肝脏之所以具有这些复杂的功能,与其组织结构有密切关系。

肝脏具有肝动脉和门静脉双重血液供应,肝细胞索间有丰富的血窦,使肝细胞与血液之间的物质交换非常方便。所以,肝脏可通过肝动脉获得充足的氧气来提供其活跃的代谢所需;另一方面,由消化道吸收的营养物质,经门静脉进入肝脏;有害的物质也在肝内处理、清除或减轻其毒性。

肝细胞含有丰富的线粒体,能够为肝细胞活跃的物质代谢提供充足的能量。肝细胞有丰富的内质网、高尔基体和大量的核蛋白体,它们与肝细胞内旺盛的蛋白质代谢有密切关系,是分泌到肝细胞外的血浆蛋白质和在肝细胞内参与物质代谢有关酶类的合成场所。肝细胞中丰富的溶酶体对细胞内物质更新和细胞外坏死组织、代谢废物等的清除起重要作用。此外,肝细胞还有大量过氧化物酶体,参与肝细胞的生物转化、解毒功能。

正是由于肝细胞具有上述结构和组织特点构成了其物质代谢功能的基础。

肝脏有造血功能吗

从胚胎第 6 周开始在肝脏的窦状隙出现造血细胞,至第 9 周时以肝脏造血为主,当胎儿发育到 6 个月时肝脏的造血功能逐渐减退。出生后则主要由骨髓造血,产生各种血细胞,淋巴细胞由淋巴组织产生。骨髓外造血于出生 2 个月以后停止。但在某些特殊情况下如发生严重感染、溶血及骨髓受异常细胞侵犯(如白血病)或有骨髓纤维化时,肝、脾、淋巴结可恢复胎儿期的造血功能,此时肝、脾和淋巴结肿大,周围血象出现有核红细胞和幼稚粒细胞,称为髓外造血。在正常情况下,血细胞是由造血器官——骨髓及淋巴系统和单核 – 巨噬细胞系统产生的,肝脏不具有造血功能。

病毒性肝炎有哪些
常用消毒方法

可根据消毒对象的不同,选择相应的消毒方法。具体以下表所示:

病毒性肝炎的消毒方法

消毒对象	消毒方法
呕吐物、排泄物	按照一份吐泻物加 1/5 份漂白粉比例,充分搅匀,消毒 2 小时。
剩余食物	煮沸 10~20 分钟
食具、茶具	0.5% 过氧乙酸浸泡 1 小时 含 1 000 毫克/升有效碘的碘伏浸泡 1 小时 1 000 毫克/升有效氯浸泡 1 小时
房屋门窗、墙壁、地面、家具等	0.5% 过氧乙酸喷雾或擦洗 2 000 毫克/升有效氯喷雾或洗擦
衣服被褥	煮沸 20 分钟 0.5% 过氧乙酸浸泡 1 小时 福尔马林或环氧乙烷密闭熏蒸消毒 12 小时 高压蒸汽消毒 30 分钟
书报、信件、钱币、病历	福尔马林或环氧乙烷熏蒸消毒 12 小时
手	含 1 000 毫克/升有效碘的碘伏浸泡洗刷 2 分钟 0.2% 过氧乙酸浸泡 2 分钟

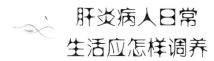

肝炎病人日常生活应怎样调养

① 要保持乐观的情绪,正确对待疾病:悲观失望,过分忧郁或性情暴躁、喜怒无常都会影响肝病的康复。肝病病人往往因各种各样的顾虑和担心而产生较重的心理压力,情绪波动较大,这对疾病的恢复是不利的。应该树立战胜疾病的信心,豁达开朗,心情愉快,积极配合治疗。

② 要生活规律,保证充足的休息和睡眠时间:适当休息对肝病的恢复非常重要。在肝炎急性期和慢性肝炎活动

期应以静养为主。研究表明,卧床时肝脏的血流量可比站立时增加40%以上,平卧静养能保证肝脏得到充足的血液供应,同时又大大减轻肝脏的负担。卧床时间可根据病情决定。恢复期病情好转或慢性肝炎非活动期则可进行适度活动,甚至从事部分力所能及的工作。总的原则以不感觉疲劳为度。增加运动要循序渐进,结合自己的身体情况,摸索出适合自己的运动量。肝炎恢复期和慢性肝炎病人每晚睡8个小时,中午休息1个小时左右就可以了。养成良好的生活习惯,起居有常。

肝炎病人是否要多吃糖

葡萄糖能够提供能量,增加糖原储备,具有护肝解毒作用。对食欲不振、恶心呕吐而不能进食或进食不足的肝炎病人,补充适量的葡萄糖是必需和有益的。有人认为口服葡萄糖吸收后直接经门静脉进入肝脏,可能比经静脉输入效果更好。民间也有"吃糖保肝"的说法。另外,蜂蜜中不仅含有丰富的葡萄糖和果糖等,而且还有多种维生素和微量元素,可以适量服用。

但需要注意的是:长期、过量吃糖,不仅无益,反而会引起脂肪肝、糖尿病、低血钾症等不良后果。肝炎病人由于肝功能损害,合成肝糖原能力降低,容易发生糖代谢障碍,如果摄入糖过多,可引起高血糖,甚至糖尿病。此外,由于肝炎病人常休息静养,限制活动,再补充大量的糖将导致热量过剩,使糖转化为脂肪储备起来,引起高脂血症和脂肪肝,从而加重病情,使肝炎迁延难愈;况且,吃糖过多会引起胃肠胀气,反过来又影响食欲,对病人恢复不利。

因此,对吃糖保肝应该正确认识,并不是糖越多越好。

应以不影响食欲，体重无明显增加为宜。若每日的饮食已含有足够的热量时，即不必再另外补充糖。目前，倾向于高蛋白、高维生素、低脂肪饮食，不提倡高糖。

肝病病人吃水果应注意些什么

水果中含有丰富的维生素及矿物质和微量元素，每日进食适量的水果有益于健康，如橘子可疏肝理气，并且含钾量较高，可补钾；香蕉能润肠通便；西瓜有清热祛暑、利尿作用；梨具有润肺止咳的功效等。新鲜水果中含有的大量维生素C，它是一种氧化还原剂，有保肝作用。但需注意进食水果要适量，吃得太多不仅会加重消化道负担，还可能引起不良反应。如橘子吃多了容易"上火"，出现口舌生疮、咽喉肿痛；柿子吃多了会引起便秘，空腹时吃还容易在胃内形成"柿石"；脾胃虚寒者性味寒凉的水果吃多了，会引起腹泻；因苹果、葡萄中含有较多的酸类和易发酵的糖，吃多了会引起腹胀、影响食欲。因此，肝病病人吃水果既要根据自身的具体情况有所选择，又不要吃得太多。不吃未熟透的或有腐烂水果。

肝病病人多吃动物肝脏好吗

中医学有"以脏养脏"的说法，认为食用动物的内脏对人体相应的脏器有补益作用。以肝脏为例，其中不仅含有丰富的优良蛋白质，而且矿物质和维生素的含量也较肉类为多。曾有研究表明，应用动物肝制剂可能对慢性肝炎有一定疗效。但是，肝脏作为解毒器官，一些毒性物质也会在肝脏积聚。另外,肝脏内胆固醇含量很高,如 1 000 克猪肝含胆固醇高达 400 毫克以上,大量摄入会增加肝脏的负担,严重者甚至可引起消化不良和脂肪代谢紊乱。所以现在肝制剂已被其他药物所取代,肝病病人多吃动物肝脏也不一定适宜。

肝病病人应怎样选择补品

目前,市场上各种保健品名目繁多,功能也多种多样,既有传统的补品,又有新开发的制剂,令人眼花缭乱。其实,对肝病病人而言,一定要注意能否进补以及选择什么进补,必须根据自己的身体状况,结合病情,按照中医辨证论治的原则来决定,切不可认为只要是补品就对身体有益,盲目服用。原则上,急性肝炎、慢性肝炎活动期和活动性肝硬化不宜用滋补品,如人参、西洋参等。即使是补药也不宜过多用药,以免加重肝脏负担,甚至伤肝。

花粉、蜂蜜因含有丰富的维生素和矿物质以及糖、多种酶等,对促进代谢,改善机体生理功能等方面具有一定的作用,可适量服用。

冬虫夏草是常用的补品之一,中医学认为其味甘性温,入肺肾两经,有补虚损、益精气的功用。现代医学研究发现冬虫夏草含有丰富的蛋白质、多种游离氨基酸、虫草多糖、虫草酸、尿嘧啶、腺嘌呤核苷、维生素 B_{12} 以及人体必需的微量元素。冬虫夏草能激活网状内皮系统、促进淋巴细胞转化、提高机体的免疫功能,可用于慢性肝炎、肝硬化的治疗。

肝病病人为何要绝对禁酒

各种酒中均含有一定量的酒精(乙醇),饮酒后乙醇很快被吸收进入肝脏进行代谢,在乙醇脱氧酶和微粒体乙醇氧化酶系的作用下转变为乙醛。乙醛具有强烈的生化毒性,可影响肝细胞膜的性状以及肝细胞合成蛋白质的分泌排出,加上在代谢过程中耗氧过多,均易导致肝细胞变性、坏死。摄入的乙醇含量越高,对肝脏的损害也越严重。肝病病人的肝功能减退,对乙醇的解毒能力降低,更进一步加重了乙醇对肝脏的损伤。

此外,长期饮酒还常引起营养不良。其原因有多种,除了因胃肠道和胰腺功能受损影响食物的消化与吸收之外,乙醇还能抑制肝脏蛋白质的合成,阻碍维生素的利用。如阻碍硫胺、维生素 B_6 等向活性型的转变,抑制 5－甲基四氢叶酸在肝内的生成和释放等。这些对肝病病人都是极为不利的,故对肝病病人应绝对戒酒,包括啤酒最好也不要喝。

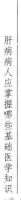

肝病病人在性生活方面应注意些什么

性行为是正常夫妻生活的重要组成部分。和谐的性生活能使双方释放性紧张、身心愉悦,有助于增进感情。但由于性生活时血压上升,心跳加快,呼吸急促,体力消耗增加,会引起肝脏缺血、缺氧,加重肝脏负担,不利于肝病的恢复,甚至使病情恶化,肝病病人应节制性生活。急性肝炎和慢性肝炎活动期应停止性生活。当急性肝炎已治愈,慢性肝炎基本治愈并且病情稳定后,可以开始有节制的性生活。性生活的频度以第二天不感觉疲劳为宜。如果出现头晕乏力、倦怠、腰膝酸软或肝区不适时,应暂停或延长性生活间隔。

另外,乙型肝炎可通过性接触传播。如果未感染一方未产生乙型肝炎表面抗体(抗－HBs),应通过接种乙型肝炎疫苗进行预防,待出现保护性抗体抗－HBs后再过性生活。在抗体产生之前,应使用避孕套以减少感染机会。

肝硬化病人在饮食上应注意些什么

肝硬化病人的饮食以高热量、高蛋白质、富含维生素而又易于消化的食物为宜。适当增加蛋白质的摄入有助于促进肝细胞的修复和再生,减轻低蛋白血症,预防和减少腹腔积液形成。每日蛋白质的摄入量为1.0~1.5克/千克体重或更多,以优质蛋白为主,如精瘦肉、鱼肉、牛奶、鸡蛋和奶制品等。对肝性脑病或血氨偏高的病人,应严格限制蛋白质的摄入(尤其是动物蛋白)以减少血氨的产生。蛋白质的供应可视病情以病人能够耐受为度。乳类产氨氨基酸含量较少,其次是蛋类,肉类中产氨氨基酸含量最高。供给足够的热量能减少蛋白质的消耗。成人一般每日可给予125.52~167.36千焦/千克体重。热量过剩会招致肥胖,引起脂肪肝。

肝硬化病人要严禁饮酒。有腹腔积液者应给予低盐饮食。避免进食粗糙坚硬食物,以免引发消化道出血。

肝硬化病人吃甲鱼、黑鱼有益吗

甲鱼为鳖科中华鳖,俗称鳖。甲鱼味咸、性平,具有滋阴凉血、益肾养肝的功效。鳖甲还能软坚散结,被认为是大补之品。有研究认为,甲鱼能抑制肝脾的结缔组织增生,因此对慢性肝炎、肝硬化有治疗作用。甲鱼肉中含有丰富的蛋白质以及人体所必需的氨基酸、脂肪、钙、磷、铁和维生素 A、维生素 B_1、维生素 B_2 等,而且产热量高,对纠正慢性肝病的白/球蛋白倒置,改善肝功能有一定效果。但甲鱼中所含蛋白质主要是胶原蛋白,不易消化。如果食欲不佳或有腹泻者不宜多吃。

黑鱼,又名乌鱼、乌棒,为淡水鱼。黑鱼,性凶猛,幼小时以水生昆虫和小虫为食,长大后则捕食小鱼。因此,黑鱼的蛋白质很高,并且为优质鱼蛋白,含有人体必需的氨基酸,易被人体吸收。此外,还含有丰富的钙、磷、铁及维生素 B_1、维生素 B_2、尼克酸等,具有很高的营养价值。中医学认为黑鱼味甘、性寒,有补脾去湿、利水消肿的功效,"乃益脾除水之要药"。常被用于辅助治疗多种原因引起的水肿。在肝硬化失代偿期,往往出现腹腔积水和水肿,因此很多病人用黑鱼进补,以利水消肿。但需要注意的是:一些肝硬化肝功能严重失代偿病人,因肝功能很差,在进食黑鱼,甚至喝了黑鱼汤后会诱发肝昏迷。这可能是由于鱼肉在体内分解产生氨,使血氨升高引起的。我们在临床上就曾遇到过数例这样的病人。所以,对肝功能极差,有肝性脑病史或倾向的病人,进补黑鱼应慎重。

病毒性肝炎有哪几种

病毒性肝炎是指由一组肝炎病毒引起的、以肝脏损害为主的全身性疾病。目前已经发现的肝炎病毒有 7 种,分别是:a. 甲型肝炎病毒(HAV)。b. 乙型肝炎病毒(HBV)。c. 丙型肝炎病毒(HCV)。d. 丁型肝炎病毒(HDV)。e. 戊型肝炎病毒（HEV）。f. 庚型肝炎病毒（HGV）。g. 非甲－庚（Non A－G）型肝炎病毒（又名 TT 肝炎病毒）。哪一种病毒感染就相应称为该型病毒性肝炎。

实际上，除上述肝炎病毒外，其他一些病毒，如巨细胞病毒（CMV）、类疱疹病毒（EBV）、单纯疱疹病毒（HSV）、埃可病毒、柯萨奇病毒、腺病毒、黄热病病毒、风疹病毒、腮腺炎病毒等也可引起肝脏炎症，但通常所说的病毒性肝炎不包括这些病毒所引起的肝炎。

何谓病毒性肝炎的"重叠感染"与"同时感染"

重叠感染（superinfection）是指在原有肝炎病毒感染或慢性肝炎的基础上，再感染其他类型肝炎病毒。如慢性乙型肝炎病人又感染丁型肝炎病毒（HDV）或丙型肝炎病毒（HCV）。同时感染（coinfection）又称混合感染，为两种或以上不同肝炎病毒同时感染。以 HBV 和 HAV 多见。两者的结果均造成双重或多重感染，区别仅在于感染的时间不同。

病毒性肝炎双重或多重感染会引起怎样的后果

近年来，随着病毒性肝炎病原学诊断技术的进展，多型肝炎病毒感染的报道日益增多。据上海地区的一项研究表明，双重感染率为 20.1%，三重感染率 1.3%。HBV 和 HEV 双重感染最多（占 37.4%），HAV 与 HBV 双重感染次之（25.2%），第三为 HAV 和 HEV 双重感染，占 17.5%，其他有 HBV 与 HCV 双重感染，占 9.7%，HBV 与 HDV 双重感染为 7.5%，HAV 与 HEV 双重感染较少。三重感染中以 HAV、HBV 和 HEV 为多，占 53.9%。但兰州地区报道，多为 HAV、HBV 和 HCV 三重感染。

感染的肝炎病毒类型组合不同，其临床表现和转归也不同。如 HBV 和 HDV、HBV 和 HCV 的双重感染发生重型肝炎与肝硬化的比例较大，说明这两种双重感染是造成重型肝炎和促进肝硬化的重要原因之一。而 HAV 和 HEV 双重感染未见病情加重，预后也较好。总的来讲，双重或多重感染，可使病人病情复杂化且症状严重，疗效较差。

怎样早期发现病毒性肝炎

首先，应提高对病毒性肝炎的警惕性。对近期有与病毒性肝炎病人密切接触，或到过肝炎流行区，有不洁饮食史，接受过输血或血液制品，如凝血因子、人血白蛋白、丙球蛋白等；以及使用消毒不严格的注射器，曾文身，拔牙或有手术史者，如果出现疲倦乏力、食欲不振、厌油食，甚至恶心呕吐，腹胀，肝区疼痛，尿色加深等症状，应及时到医院就诊，进行必要的检查。

病毒性肝炎的常见体征有肝脏肿大，质尚软，有压痛，肝区叩击痛阳性。有黄疸时，巩膜和皮肤黄染。有的还可有轻度脾脏肿大。肝功能检验以丙氨酸氨基转移酶（ALT）最敏感，黄疸型血清胆红素也升高，尿胆红素阳性。病原学检测则可具体明确为何种肝炎病毒感染。B 超除了帮助诊断外，还有助于排除肝脏其他疾病。

早期发现病毒性肝炎不仅有利于对病人及时治疗，促进康复，还可通过控制传染源，切断传播途径，减少病毒性肝炎的传播。

影响急性病毒性肝炎
预后和转归有哪些因素

① 肝炎病毒类型：通常认为甲型肝炎是一种急性、自限性疾病，预后良好，很少转变为慢性。而乙型、丙型肝炎有一部分可转变为成慢性肝炎，引起肝硬化，甚至原发性肝癌。戊型肝炎不转变为慢性。病毒重叠感染，如丁型肝炎与乙型肝炎可使病情加重，易发展为重型肝炎。

② 年龄：老年人因生理功能衰退、免疫力降低，肝脏的再生能力和代偿能力减退，感染病毒性肝炎后预后较差。年轻人预后大多良好。

③ 性别：男性慢性肝炎、肝硬化的比例高于女性，可能与女性的治疗效果较好等因素有关。但妊娠妇女容易感染戊型肝炎，并且病情较重，容易发展为重型肝炎，病死率较高。

④ 合并症与并发症：急性病毒性肝炎若同时患有糖尿病、结核病、胆道系统感染等疾病或发生并发症，可使病情复杂化，病情加重，病程延长。

⑤ 免疫功能状态：恶性肿瘤、爱滋病病人以及长期使用肾上腺皮质激素或免疫抑制剂，机体的免疫功能低下，将影响肝炎病毒的清除。

⑥ 休息、体力活动和饮酒：早期卧床休息对急性肝炎（尤其是急性黄疸型肝炎）病人相当重要。得病后未及时休息或休息时间过短，过早进行体力活动，常是诱发重型肝炎的原因之一。肝炎病人应绝对禁酒，饮酒会使病情加重。

其他如急性期病情的轻重、治疗情况等均与预后有关。

各型病毒性肝炎之间
会有交叉免疫力吗

甲、乙、丙、丁、戊型肝炎病毒分属于不同的病毒属,其抗原性也各不相同。因此,感染或接种疫苗后所产生的保护性抗体只对相应的病毒有效,而对其他类型的病毒感染不具有保护作用。所以,各型病毒性肝炎之间不存在交叉免疫力,甲型、乙型、丙型、丁型或戊型肝炎病毒可发生联合或重叠感染,甚至多重感染。迄今尚未发现针对丙型肝炎病毒(HCV)感染的中和抗体,丙型肝炎痊愈后仍可再次发生感染。

小儿肝炎有哪些特点

从病原学来看,小儿以甲型肝炎多见。这可能是由于6个月后从母体获得的甲型肝炎抗体逐渐消失,缺乏对甲型肝炎病毒的免疫力;同时因卫生习惯较差,一旦有甲型肝炎流行很容易被感染。乙型肝炎多由母婴垂直传播感染。因为小儿免疫系统发育不完善,免疫反应较低,感染乙型肝炎病毒(HBV)后不表现症状而成为无症状 HBsAg 携带者。有症状者也一般表现较轻,以无黄疸型或迁延型肝炎为主。小儿急性重型肝炎较少见。其前驱期症状不典型,主要表现为进行性意识障碍,如无故哭闹,嗜睡或嗜睡与烦躁交替,意识混乱,直至昏迷。常并发肝外脏器损害,如脑水肿,上消化道出血,心肌间质水肿,心力衰竭,肺水肿,肺不张,肾衰竭等。

老年人肝炎有哪些特点

通过感染或隐性感染老年人多已获得了对甲型肝炎病毒的免疫力,血中甲型肝炎病毒抗体(抗－HAV)常为阳性,老年人甲型肝炎很少见。老年人有乙型肝炎病毒抗体者也较其他年龄组多见,乙型肝炎的发病率相对较低,但仍以乙型肝炎为主。因老年人肝脏的储备能力和再生能力降低,发病后具有下列特征:淤胆型肝炎较多,黄疸发生率高,程度较深,持续时间长;肝炎症状较重,重型肝炎比例高;并发症多且严重,病死率高,预后较差;免疫功能的降低使老年人患乙型肝炎后容易转变为慢性,约45％呈慢性化。

妊娠期肝炎有哪些特点

妊娠虽然是一个生理过程,但伴随着妊娠,机体会出现一系列的功能和代谢方面的变化。特别是在妊娠中后期,肝脏负担加重,加上代谢产生的有毒物质和妊娠并发症对肝脏的损害,使肝功能受到一定影响。对蛋白质、碳水化合物、维生素以及矿物质等的需要量增加和摄入不足,又常引起营养不良。若再得了病毒性肝炎,病情往往比较严重。主要表现为以下特点:a. 消化道症状明显,恶心呕吐严重。b. 发生重型肝炎的比例高,病死率较高。c. 容易引起产程中和产后大出血。d. 可影响胎儿,导致早产、畸形,甚至死胎等。妊娠后期患乙型肝炎者,胎儿或新生儿受传染的机会特别高,并且多数成为乙型肝炎病毒长期携带者。

妊娠期患肝炎对胎儿有哪些影响

据国内有关报道,妊娠晚期伴发急性黄疸型肝炎病人的早产率、死胎率及新生儿窒息率均明显高于非肝炎妊娠组。发展中国家的报道与我国相似,而发达国家则多认为对胎儿影响不大或仅为早产率较高。急性无黄疸型肝炎对胎儿的影响较轻。妊娠期如合并重症肝炎,极易发生宫内胎儿窒息、死胎、早产等。

慢性肝炎对胎儿的影响目前意见尚不统一。通常认为肝炎处于静止期或肝硬化早期代偿功能良好时对胎儿影响不大,反之则对胎儿不利。

妊娠伴病毒性肝炎会不会导致胎儿畸形,目前尚无定论。但有报道,甲型肝炎与乙型肝炎病毒可能影响白细胞及骨髓细胞的染色体,尤其是在妊娠早期,引起胎儿畸形的可能性是存在的。

病毒性肝炎有哪些临床分型

除了按照感染的病毒称为相应的病毒性肝炎外,由于感染的病毒种类和机体的抵抗力的差异,其临床表现、发展及转归也不相同。根据2000年《病毒性肝炎防治方案》,将病毒性肝炎分为以下5种临床类型:

① 急性肝炎:急性起病,根据胆红素是否升高可分为:a.急性无黄疸型。b.急性黄疸型。

② 慢性肝炎:急性肝炎病程超过半年,或原有乙型、丙型、丁型肝炎或 HBsAg 携带史,这次又因同一病原再次出

现肝炎症状、体征及肝功能异常者可以诊断为慢性肝炎。如果发病日期不明或虽无肝炎病史，但肝组织病理学检查符合慢性肝炎，或根据症状、体征、检验及 B 超检查综合分析，也可作出诊断。慢性肝炎根据严重程度可分为：a. 轻度。b. 中度。c. 重度。

③ 重型肝炎：根据起病缓急分为：a. 急性重型肝炎。b. 亚急性重型肝炎。c. 慢性重型肝炎。

④ 淤胆型肝炎：以较长时间的肝内胆汁淤积性黄疸为突出表现。可分为 a. 急性淤胆型肝炎。b. 慢性淤胆型肝炎。

⑤ 肝炎肝硬化：根据严重程度分为：a. 肝炎肝纤维化。b. 代偿性肝硬化。c. 失代偿性肝硬化。

临床上应怎样判断慢性肝炎的程度

无论是乙型、丙型、丁型或新型病毒引起的慢性肝炎，均被划分为轻度、中度和重度 3 类：

① 轻度：相当于原来的慢性迁延型或轻型慢性活动型，临床上病情较轻，生化指标仅 1~2 项轻度异常。

② 中度：相当于原慢性活动型肝炎的中等病理改变者，其症状、体征、实验室检查结果居于轻、重之间。

③ 重度：有明显而持续的肝炎症状，如乏力、纳差、腹胀及便溏等，可有肝病面容、肝掌、血管痣和肝脾肿大而排除其他原因引起者，临床上无门脉高压症证据，血清 ALT 反复或持续升高，白蛋白减低或白/球比值异常，蛋白电泳丙球蛋白明显升高。凡白蛋白小于 32 克/升，胆红素大于 85.5 微摩/升（5 倍正常值上限），凝血酶原活动度为小于 60％至大于 40％，3 项中只需 1 项达标者，即可诊断为重度慢性肝炎。

慢性肝炎病人实验室检查异常程度参考指标

项　　目	轻度	中度	重度
血清丙氨酸氨基转移酶(ALT)	小于或等于正常值3倍	大于3倍	大于3倍
血清胆红素(微摩/升)	小于或等于34.2	34.2~85.5	大于85.5
白蛋白(克/升)	大于或等于35	32~35	小于或等于32
白/球(A/G)	大于或等于1.4	1.0~1.4	小于或等于1.0
蛋白电泳丙种(γ)球蛋白(%)	小于或等于21	21~26	大于或等于26
凝血酶原活动度(%)	大于或等于70	60~70	小于60~大于40

慢性肝炎新的组织病理学分级分期有哪些标准

　　1995年,我国"第五届传染病寄生虫病学术会议"讨论修订了慢性肝炎的分期分级标准,将慢性肝炎的组织学炎症活动度和纤维化程度分别分为0~4级和0~4期,至今国内仍广泛采用。其具体内容如下:

慢性肝炎分级分期标准

炎症活动度(G)			纤维化程度(S)	
级别	汇管区及周围	小叶内	期别	纤维化程度
0	无炎症	无炎症	0	无
1	汇管区炎症	变性及少数坏死灶	1	汇管区扩大,纤维化
2	轻度碎屑坏死	变性,点灶状坏死或嗜酸小体	2	汇管区周围纤维化,纤维隔形成,小叶结构保留
3	中度碎屑坏死	变性,坏死严重或见桥接坏死	3	纤维隔伴小叶结构紊乱,无肝硬变
4	重度碎屑样坏死	桥接坏死范围广累及多个小叶,小叶结构失常(多小叶坏死)	4	早期肝硬化或肯定的肝硬变

慢性肝炎组织学活动指数包括哪些内容

1981 年,Knodell 等首先应用半定量积分系统分级评价肝组织炎症活动的程度,即慢性肝炎组织学活动指数(HAI),被国际上广泛使用。它是根据肝活检组织的病理表现进行评分以判断肝脏病变程度和分期。其内容和积分范围如下表所示。

HAI 积分法内容和积分范围

组织学表现	积分范围
a. 伴或不伴桥接坏死的汇管区周围坏死	0~10
b. 小叶内变性及灶性坏死	0~4
c. 汇管区炎症	0~4
d. 纤维化	0~4

其中 1~3 项反映病变程度,积分 1~3 分为轻微慢性肝炎,4~8 分属轻度、9~12 分为中度、13~18 分为重度慢性肝炎。纤维化积分代表慢性肝炎分期,0 为无纤维化。a. 是轻度纤维化(纤维性汇管区)。b. 为中度纤维化。c. 为严重纤维化(桥接样纤维化)。d. 即肝硬化。

1995 年,Ishak 等提出了新改良的 HAI 分级积分系统。此分级系统主要包括 4 个部分,按病变的轻重分别给予相应的分值:a. 碎屑样坏死(分为 0~4 分)。b. 融合性坏死(分为 0~6 分)。c. 点状坏死、凋亡小体和灶性炎症(分为 0~4 分)。d. 汇管区炎症(分为 0~4 分)。其优点:a. 组织形态上的病变特征较明确。b. 汇管区炎和 PN 分开积分。c. 汇管区－汇管区(P－P)或汇管区－中央静脉(P－C)的桥样坏死(BN)

给予不同的分值,因而能较准确地反映肝组织的病理改变和估计预后。d. 将肝组织形态学上的特征与病理报告结合起来,因而临床医生能更清楚地了解肝组织损伤的意义,对治疗提供帮助。但相对繁琐,应用起来不太方便。

什么是淤胆型肝炎

淤胆型肝炎过去又称为毛细胆管性肝炎,现已证明其病变并不在毛细胆管,而是由于肝细胞分泌胆汁障碍所致,不再使用旧称。

淤胆型肝炎在临床上表现为肝内胆汁淤积性黄疸,持续不退,超过3周以上甚至可达数月,伴有皮肤瘙痒,大便颜色变浅或呈灰白色,尿色加深似浓茶色,肝肿大明显,有压痛。而自觉症状,如食欲减退、乏力等较轻。实验室检查血清总胆红素显著升高,以直接胆红素为主。碱性磷酸酶(AKP 或 ALP)、γ-谷氨酰转肽酶(γ-GT)、胆固醇均明显升高;血清丙氨酸氨基转移酶(ALT)轻度或中度升高。B 超肝内外胆管、胆总管和胆囊均不扩张,可借此与肝外梗阻性黄疸相鉴别。

淤胆型肝炎,包括急性胆汁淤积性肝炎和慢性胆汁淤积性肝炎。急性胆汁淤积性肝炎指类似急性黄疸型肝炎起病,肝内胆汁淤积持续超过3周以上,并排除其他原因所致肝内胆汁淤积。慢性胆汁淤积性肝炎系在慢性肝炎基础上发生的肝内胆汁淤积。

怎样鉴别淤胆型肝炎与肝外梗阻性黄疸

淤胆型肝炎的临床表现与肝外阻塞性黄疸有很多类似

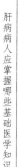
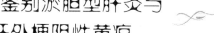

之处,如两者都有黄疸、呈进行性加深,全身皮肤瘙痒,大便颜色变浅或灰白等;以及血清胆红素升高,以直接胆红素增加为主,尿中胆红素阳性。但淤胆型肝炎与肝外阻塞性黄疸的治疗迥然不同,故两者的鉴别非常重要。

淤胆型肝炎是病毒性肝炎的一个特殊类型,因此病毒学检查相应的病毒指标常为阳性,肝功能检查 ALT 和 AST 升高;而肝外阻塞性黄疸病毒学检查为阴性,血清碱性磷酸酶(ALP)和 γ-谷氨酰转移酶(γ-GPT)升高更为显著。肝外阻塞性黄疸 B 超、CT 或内镜下逆行胰胆管造影(ERCP)可显示梗阻部位、病因和肝内外胆管、胆总管扩张,胆囊肿大;淤胆型肝炎则无胆道系统改变。肝组织活检淤胆型肝炎可见肝细胞损害、毛细胆管内胆栓形成;肝外阻塞性黄疸一般无明显肝细胞损害,而有肝内胆管扩张。严重者可见胆汁性坏死。

何谓肝炎相关性再生障碍性贫血

病毒性肝炎病程中或恢复后一段时间内发生再生障碍性贫血,出现全血细胞减少,在排除其他原因后,称为肝炎相关性再生障碍性贫血。

乙型肝炎及丙型肝炎均可引起再生障碍性贫血,尤其是丙型肝炎。有报道认为,肝炎相关性再生障碍性贫血中,80%系丙型肝炎引起。但据国外的一项调查研究表明,该病病人 HCV RNA 的阳性率仅 36%,并且与病人发生再障后大量输血有关,似不支持上述观点。关于甲型肝炎,根据大规模的流行病学调查和血清学资料,未能证实甲型肝炎与再生障碍性贫血有关。

病毒性肝炎并发再障的确切机制目前尚未明了。一种观点认为,肝炎病毒直接损害骨髓干细胞与染色体,抑制造血干细胞的分化与增殖。在病人的骨髓细胞中可检出乙型肝炎表面抗原(HBsAg)和 HBV DNA,骨髓干细胞与外周血白细胞中可观察到染色体异常。此外,病毒介导的自身免疫或产生抗干细胞抗体,也可导致骨髓微循环及干细胞损害,加上肝炎病人肝脏的解毒能力降低,也使再障的危险性增加。

肝炎相关性再生障碍性贫血的临床表现与一般再障相似,即出血、贫血、感染,外周全血细胞减少,无淋巴结肿大,肝脾肿大主要与原发病肝炎有关。病人以青少年多见,大多在肝炎发病后一年之内发生(平均 9.3 周),少数可一年以上,男性多于女性。肝炎轻重与再障之间无明确关系,可以肝炎症状轻而再障表现严重。

重型肝炎有哪几种类型

重型肝炎根据其病程和临床表现,分为 3 型:

① 急性重型肝炎:以急性黄疸型肝炎起病,2 周内出现极度乏力,消化道症状明显,迅速出现 II 度以上肝性脑病,凝血酶原活动度低于 40％并排除其他原因者,肝浊音界进行性缩小,黄疸急剧加深;或黄疸很浅,甚至尚未出现黄疸,但有上述表现者均应考虑该病。

② 亚急性重型肝炎:以急性黄疸型肝炎起病,15 天至24 周内出现极度乏力,消化道症状明显,同时凝血酶原时间明显延长,凝血酶原活动度低于 40％并排除其他原因者,黄疸迅速加深,每天上升大于或等于 17.1 微摩/升(或血清胆红素大于正常值 10 倍)。

③ 慢性重型肝炎：在慢性肝炎或肝硬化基础上发生，出现与亚急性重型肝炎相似的临床表现，达到诊断标准者。

重型肝炎有哪些诱发因素

各型病毒性肝炎均可引起重型肝炎，但以乙型肝炎多见。重型肝炎的诱发因素很多。主要有发病后未适当休息、过度疲劳，服用损害肝脏的药物及嗜酒等。合并感染、妊娠和营养不良，也可使肝炎病情加重。若在乙型肝炎的基础上又发生其他类型肝炎病毒的重叠感染，如丁型肝炎病毒、丙型肝炎病毒、甲型肝炎病毒重叠感染，可诱发重型肝炎。

怎样早期诊断重型肝炎

由于重型肝炎病情重、进展快、病死率高，所以早期诊断和及时治疗十分重要。提示重型肝炎的早期征象有：

① 黄疸进行性加重：若黄疸出现后在短期内迅速加深，血清胆红素大于 171 微摩/升，同时伴有其他肝功能异常，如丙氨酸氨基转移酶（ALT）升高或胆－酶分离、凝血酶原时间延长等，需警惕重型肝炎。

② 严重消化道症状：频繁恶心、呕吐、食欲减退；腹胀明显、肠鸣音减弱，甚至消失，可发生肠麻痹。

③ 一般情况极差：精神萎靡不振、高度乏力。

④ 持续低热：病毒性肝炎一般在黄疸出现后体温即开始下降至正常。发热持续不退，大多提示有肝细胞坏死或内毒素血症。

⑤ 行为反常、性格改变、睡眠倒错、定向障碍、计算能

力下降继而进入肝昏迷。

⑥ 出血倾向：皮肤紫癜、鼻出血、牙龈出血及消化道出血等。

⑦ 肝脏缩小、腹腔积液迅速增多。

⑧ 心率持续加快、并有低血压。

急性重型肝炎有哪些并发症

重型肝炎的并发症多，而并发症又可进一步加重病情，所以积极防治并发症的发生，对改善和提高重型肝炎的存活率十分重要。常见的并发症有：

① 肝性脑病：表现为性格改变和行为异常，睡眠倒错，如昼睡夜醒。定向力和理解力减退，意识错乱，甚至有幻觉，狂躁。体检可有扑翼样震颤，肌张力增强和腱反射亢进，进一步发展进入昏迷状态。

② 出血：由于凝血因子减少，凝血功能障碍，容易发生出血倾向。皮肤黏膜出血，如牙龈出血、皮肤淤点、淤斑，严重者可引起胃肠道出血，包括呕血和黑便。

③ 肝肾综合征（急性肾衰竭）：是由于多种因素作用使肾血流量不足而发生的功能性肾衰竭，肾脏无重要病理改变。特征为自发性少尿或无尿、氮质血症、稀释性低钠血症和低尿钠。

④ 感染：病人抵抗力低下，很容易发生感染。常见的有肺炎、胆道感染和腹膜炎，甚至败血症。

⑤ 脑水肿：重型肝炎存在的低氯血症、内毒素血症、低蛋白血症以及电解质紊乱均可引起脑水肿，成为重型肝炎的突出表现和致死原因之一。

⑥ 电解质和酸碱平衡紊乱：急性重型肝炎以碱中毒最

多见。包括呼吸性碱中毒、代谢性碱中毒以及呼吸性碱中毒合并代谢性碱中毒。在晚期则可出现代谢性酸中毒，形成复杂的酸碱失衡。重型肝炎病人常发生低钠血症。原因包括稀释性低钠和真性低钠血症。由于摄入不足、恶心呕吐、腹泻、使用利尿剂和输入葡萄糖等，均可引起低钾、低氯，进而导致代谢性碱中毒。

判断重型肝炎预后有哪些因素

重型病毒肝炎病情凶险，进展快，并发症多，病死率很高，预后不良。虽然甲、乙、丙、丁、戊各型肝炎病毒均可引起重型肝炎，但以乙型肝炎病毒引起的最为常见，其次为丙型肝炎病毒感染。混合感染所致的重型肝炎较一种病毒单独感染者病情重。年龄大者由于肝细胞再生和代偿能力减退，病死率较年轻病人高。并发症可使病情进一步加重、恶化，因此积极采取综合治疗，防止或减少并发症的发生，可改善预后。

除了上述因素以外，一些实验检查指标对帮助判断重型肝炎的预后具有一定意义。

① 凝血酶原时间（PT）：主要反映凝血因子Ⅱ、Ⅴ、Ⅶ、Ⅹ的活性。这些因子不仅由肝细胞合成，而且半衰期都较短，所以能够敏锐地反映肝脏蛋白合成功能。在肝功能损害早期即有凝血酶原时间延长。

② 血清胆红素和丙氨酸氨基转移酶：血清胆红素越高，说明肝细胞损害越严重，预后越差。若出现胆－酶分离，即血清胆红素水平迅速升高，而 ALT 在正常范围甚至很低，表明预后不良。

③ 血浆白蛋白：主要由肝细胞合成。肝功能损害，血清白蛋白降低。尤其是慢性重型肝炎，血清白蛋白含量常显著降低。若低于 28 克/升，预后不良。

④ 血氨（NH$_3$）：正常人血液中含有少量游离氨（NH$_3$）。体内的氨主要在肝脏通过鸟氨酸循环合成尿素，由小便排出体外。当肝功能严重损害时，血氨升高。血氨越高，预后越差。

⑤ 血清胆固醇：血清胆固醇主要由肝脏合成，经胆汁排泄。血清胆固醇包括游离型胆固醇和胆固醇酯。当细胞受损时，胆固醇的酯化过程障碍，血中胆固醇酯所占比例下降。胆固醇酯越低，说明细胞损害程度越重。严重损害时，血清总胆固醇也降低。

⑥ 血清胆碱酯酶：由肝脏合成。重型肝炎血清胆碱酯酶常降低，并且其降低的程度与肝病的严重程度一致。

⑦ 血糖：肝脏通过合成肝糖原和糖异生作用对血糖进行调节。重型肝炎常发生低血糖，血糖越低，病死率越高。

肝源性低血糖是怎么一回事

肝源性低血糖是由于严重的肝细胞损害导致肝功能不全，或因肝脏的某些酶先天性缺乏而使肝糖原的合成，或分解障碍所引起的低血糖。肝硬化时由于肝功能减退，肝糖原的合成和储备不足，以及糖异生能力降低，在空腹时容易发生低血糖。肝糖原累积病病人由于肝、肾等组织缺乏葡萄糖 −6 −磷酸酶，致使糖原分解过程发生障碍，过多的糖原累积于肝脏，而空腹血糖降低。半乳糖血症则因半乳糖 −1 −磷酸转尿嘧啶核苷酶、半乳糖激酶等先天性缺乏，不能将半乳糖转化为磷酸葡萄糖被组织利用。遗传性果糖不耐受症指肝内 1 −磷酸果糖醛缩酶缺陷，使果糖不能转化为葡萄糖,同时阻止糖异生和抑制糖原转变为葡萄糖而导致低血糖。由遗传疾病引起的肝源性低血糖除肝脏原发疾病的表现外,临床上还具有以下特点:多见于空腹时,饥饿、运动可促进低血糖发生,空腹血糖正常或低,糖耐量试验呈高平坡峰,并于4~7小时后血糖下降至过低水平。

肝源性糖尿病有何特点

肝源性糖尿病是指继发于肝实质损害而发生的糖尿病。多见于肝硬化病人,其次为慢性活动性肝炎。

肝源性糖尿病症状多轻微,很少出现明显的多饮、多食、多尿和体重减轻(消瘦)。空腹血糖多正常或仅轻度升高,尿糖也多为阴性。口服葡萄糖耐量试验(OGTT)显示高峰型或高坡型曲线。前者服糖后血糖明显升高,于1小时达高峰,高峰后血糖迅速下降;后者血糖达高峰后持续时间较长。血浆基础胰岛素水平增高而C肽正常。口服葡萄糖后胰岛素明显升高,呈过度分泌反应。肝源性糖尿病的发生并非由于胰岛素减少或不足,而是因为存在胰岛素抵抗(insulin resistance),机体对内源性和外源性胰岛素不敏感。其他可能因素还有:a.胰高血糖素、生长激素等生糖激素灭活减少。b.肝炎病毒直接损伤胰岛细胞或由于病毒诱发的自身免疫反应损害胰腺的内分泌功能。c.摄入葡萄糖过多或使用糖皮质激素。

何谓肝炎后综合征

少数急性肝炎病人在治愈后仍有肝区不适、食欲不振、乏力和恶心、腹胀等消化道症状,而肝功能检查正常,B超和肝穿刺活检也无异常,称为肝炎后综合征。一般认为与病人的精神神经因素有关。可能是发病期间在大脑皮层形成的刺激未完全消失而引起胃肠道功能紊乱。病人多有失眠、性情不稳定等。经适当休息和调养后即可逐渐好转。因此不必过于担心。

但是,由于肝脏具有强大的代偿功能,有时即使有轻度的炎症,也不一定在短期内完全表现出来,所以对肝炎恢复期后仍有症状者应定期随访和复查,不能轻易做出肝炎后综合征的诊断。

何谓肝炎后高胆红素血症

一些急性黄疸型肝炎病人恢复后表现为长期波动性黄疸,在劳累、精神紧张、感染或饮酒后出现黄疸或黄疸加深,检验肝功能血清总胆红素轻度升高,以间接(游离)胆红素升高为主,而其他指标,如氨基转移酶(转氨酶)、碱性磷酸酶、血清蛋白电泳等均正常,肝活检肝组织结构正常,但可有轻度脂肪浸润与棕色色素沉着。其发病机制一般认为是肝细胞内某种酶代谢功能紊乱,不能清除血中正常的非结合胆红素所致。临床上易被误诊为慢性肝炎、胆管炎或溶血性黄疸,以男性较多见,预后良好。胆红素耐量试验可帮助诊断。方法为:静脉注射胆红素 50 毫克,若 3 小时后血清胆红素潴留量达 30%~100%,提示患有该症。

病毒性肝炎的治愈标准是什么

根据 1990 年,在上海第六届全国病毒性肝炎会议上修订的《病毒性肝炎防治方案（试行）》，急性病毒性肝炎病人主要症状和体征消失，肝功能检查恢复正常随访半年无复发者，即为基本治愈。随访 1 年无异常者为治愈。其中乙型肝炎病人无论是基本治愈或治愈均要求 HBsAg 转阴。若 HBsAg 持续阳性、肝功能正常，应诊为 HBsAg 携带者；肝功能异常者应诊为慢性肝炎。对慢性病毒性肝炎，只要自觉症状消失，肝脾肿大回缩或稳定无变动，无叩痛及压痛，肝功能检查正常，病毒复制标志消失而 HBsAg 仍可持续存在，上述各项保持稳定 1 年以上即为基本治愈。

甲型肝炎有哪些传染源

甲型肝炎的传染源，包括急性病人和亚临床感染者。所谓亚临床感染又称隐性感染，是指血清中抗－HAV 从阴性转为阳性或抗－HAV IgM 阳性而无肝炎临床表现者，肝功能检验，如丙氨酰氨基转移酶（ALT）可以升高或正常。

由于隐性感染无明显临床表现，易被忽视，得不到及时隔离，所以从流行病学角度来讲，隐性感染者是更重要的传染源。

甲型肝炎是怎样传播的

甲型肝炎病毒（HAV）仅在肝细胞和库普弗（Kupffer）细胞内才能增殖，然后经胆管从肠道排出。粪→口途径是主要传播方式。通过接触被甲型肝炎病毒污染的物品，如食具、用具等经口传入，多为散发性发病；若通过水、食物传播常引起暴发性流行。水生贝类，如毛蚶，可将 HAV 在体内浓缩并储存于鳃中，食用时仅简单处理并不能灭活病毒，生吃或食用未经煮熟的水生贝类后就可感染。1988年,上海曾发生甲型肝炎暴发流行,就是由于食用被甲型肝炎病毒污染的毛蚶而引起的。因此,管理好传染源及切断传播途径是最重要的预防措施。

甲型肝炎病毒感染后,可出现短期(7~10天)的病毒血症,在此期间病人的血液有传染性。但由于持续时间不长,所以经输血和注射方式传播者少见。

甲型肝炎的潜伏期有多长

甲型肝炎潜伏期最短15天,最长45天,平均为30天。一般在感染甲型肝炎病毒后5天即可从粪便中检出HAV。至起病前2周和发病后1周,粪便中排出的病毒量最多,因此传染性也最强。此后粪便的排毒量下降,传染性逐渐降低。粪便中排毒时间一般不超过3周。因此,病人应按肠道传染病毒常规隔离至起病后3周。但少数病人在起病后30天仍可从粪便中排出HAV。

甲型肝炎病毒
是怎样致病的

甲型肝炎病毒(HAV)进入体内后主要在肝脏复制,目前尚未证实有肝外复制部位。甲型肝炎病毒引起肝损伤的机制还不完全清楚。HAV感染后血中出现循环免疫复合物并伴有补体水平下降。而在体外细胞培养中HAV的繁殖速度较慢,有1~2周。HAV可持续感染而无明显的细胞毒作用,不引起细胞裂解。因此,推测甲型肝炎时肝损伤可能与免疫反应有关,包括细胞免疫和体液免疫,现在认为

HAV 在肝细胞内复制致细胞病变作用并非甲型肝炎发病的唯一机制。

乙型肝炎病毒表面抗原有哪些亚型

乙型肝炎病毒表面抗原（HBsAg）有 5 个抗原决定簇，即 a、d、w、y 和 r。其中 a 为共同抗原决定簇，w 抗原决定簇又分为 w_1、w_2、w_3、w_4。根据抗原决定簇的排列组合不同，HBsAg 至少有 10 个亚型，包括 ayw1、ayw_2、ayw_3、ayw_4；ayr；adw_2、adw_4、adr；adyw；adyr。世界各地的亚型分布不同，对流行病学调查具有重要意义。我国以 adr 和 adw 为主，新疆、西藏、内蒙古等地区少数民族则主要为 awy。共同抗原决定簇 a 的抗体对不同亚型感染有保护作用。因此，各亚型之间具有交叉免疫力，但交叉免疫不完全。

乙型肝炎病毒突变有何意义

通常检测的乙型肝炎病毒（HBV）又称为野毒株，具有典型的 HBV 血清学标志。近年来发现，野毒株可发生基因变异而形成突变株。其中包括点突变和多位点突变。点突变可发生在 HBV 的 4 个开放读码区即 s 区、c 区、x 区和 p 区等的任一区；而多点突变在一个区内或多个区同时发生多个突变。

前 c 区变异使病毒丧失表达 HBeAg 的能力，血清中测不出 HBeAg。另外，前 c 区变异还影响 α-干扰素的疗效，给治疗带来困难，成为乙型肝炎慢性化的原因之一。s 基因的突变则导致乙型肝炎病毒表面抗原（HBsAg）改变，造成现用乙型肝炎疫苗接种的失败。在应用核苷类似物抗病毒药治疗乙型肝炎后，可出现 HBV 聚合酶基因的变异。如酪氨酸－蛋氨酸－天冬氨酸－天冬氨酸（YMDD）变异可引起病毒对拉米夫定耐药，导致治疗失败。总之，乙型肝炎病毒突变株的发生，给乙型肝炎的诊断、预防和治疗提出了一系列新问题，有待于今后进行深入研究。

乙型肝炎的传染源和传播有哪些途径

乙型肝炎的传染源，包括急、慢性病人，隐性感染者和无症状病毒携带者。慢性乙型肝炎病人和无症状携带者的传染性与 e 抗原、HBV DNA 及 HBV DNAP（DNA 聚合酶）是否阳性有关。其中大多数为 HBeAg 阳性，因此是最主要的传染源。

乙型肝炎的传播途径有：

① 注射途径：包括输入乙型肝炎病毒污染的血液和血制品、共用注射器及针头、针刺等。随着对献血者进行筛选，输血及血制品已不再是主要传播途径，通过推广一次性注射器和针灸针，由注射传播所占的比例也逐渐下降。但在吸毒者（药瘾者）中因共用注射器和针头而感染仍是主要传播方式。此外，医务工作者因手术或针头误伤引起的感染值得重视。

② 垂直传播：乙型肝炎病毒携带者、尤其是 HBeAg 阳性的母亲在分娩时通过血液和其他感染性组织液、哺乳等引起婴幼儿感染，约占我国婴幼儿乙型肝炎病毒感染的 1/3。通过胎盘感染罕见。最近研究表明，父婴之间也可能发生垂直传播。

③ 性接触:乙型肝炎病毒可以从唾液、精液和阴道分泌物中排出,因而这些体液具有传染性。在发达国家通过性传播已成为乙型肝炎病毒最重要的传播方式。同性恋、性滥交使感染乙型肝炎病毒的危险度明显增高。

④ 密切生活接触:在家庭和集体单位,由于密切接触而引起水平传播是一个重要途径。共用洗漱用具、餐具以及不注意女性月经期卫生等均可引起传染。

今后,由密切生活接触而感染的比重将增加。其他尚有器官移植以及未明途径的感染。

关于蚊子和臭虫等吸血昆虫能否传播乙型肝炎,目前认为尚不能完全排除其机械传播作用,但缺少足够的证据。在蚊子和臭虫体内可以检出 HBsAg,并且能够存在较长时间,但未证实有 HBV 复制。流行病学资料也不支持它们的传播作用。

乙型肝炎病毒可以由 父亲传播给胎儿吗

乙型肝炎病毒的母婴传播已受到高度重视,对父婴之间是否存在垂直传播理所当然引起了人们的关注。最近的一项研究表明,在慢性乙型肝炎病人的精子中可以检出 HBV DNA,以游离型或整合型的形式分布于精子的膜部和核心部。对母亲无 HBV 感染(无肝脏病史,常规体检正常,血清 HBV 标志均阴性,且 PCR 检测 HBV DNA 也为阴性),而父亲为慢性 HBV 感染者的引产胎儿(胎龄3~6个月)进行检测,发现 4 例中有 1 例胎儿的肝、肾、肺、骨骼肌中检出 3.2kb 的游离型 HBV DNA 及 HBsAg、HBcAg 的表达。并且在该胎儿父亲的精子中也检出 HBV DNA,说明

HBV 可能通过感染精子垂直传播。

乙型肝炎发病有哪些机制

乙型肝炎病毒在肝内复制并不直接引起肝细胞损伤，而是通过机体的免疫反应导致的。HBV 感染肝细胞后，细胞膜的抗原性发生改变，使机体产生针对肝特异性脂蛋白（LSP）和肝细胞膜抗原（LMAg）的自身抗体，介导抗体依赖性的细胞毒（ADCC）作用破坏肝细胞。自然杀伤细胞（NK 细胞）不经过致敏即具有杀伤能力。细胞毒性 T 细胞（TC），则在致敏后对有抗原（HBcAg）表达的肝细胞发挥细胞毒性作用而致肝细胞溶解破坏。

机体的免疫功能状态直接影响着 HBV 感染的临床表现和转归。免疫反应正常者，通过细胞免疫杀死感染 HBV 的肝细胞，同时产生足量的特异性抗体，如抗 – HBs 将病毒清除，机体恢复正常。

免疫反应亢进者，产生抗 – HBs 过早过多，与 HBsAg 形成抗体过剩的免疫复合物，导致局部过敏坏死反应（Arthus 反应），肝细胞大块坏死而引起急性或亚急性重型肝炎。

免疫反应低下者，由于所产生的抗 – HBs 不足以清除体内 HBV，病毒持续复制，而细胞毒性 T 细胞对感染的肝细胞攻击反应较弱，肝细胞损害较轻，表现为慢性迁延性肝炎。若宿主处于免疫耐受状态，虽有 HBV 复制，但不引起免疫反应，肝细胞没被破坏，成为无症状 HBsAg 携带者。

若 HBV 感染使 HBsAg 或 HBcAg 持续表达于肝细胞膜上，NK 细胞和 TC 细胞不断杀伤肝细胞，而抗 – HBs 又不能清除 HBV 表现为慢性活动性肝炎。

乙型肝炎潜伏期有多长

乙型肝炎的潜伏期一般为 60~90 天,短者 45 天,长者可达 160 天或更长。潜伏期的长短与乙型肝炎病毒(HBV)的感染途径及病毒数量有关。经血感染者潜伏期短,经口腔黏膜等感染者潜伏期相对较长。

感染 HBV 后,由于机体的免疫反应和感染的病毒量不同,可呈现不同的临床类型,包括急性、慢性、淤胆型和重型肝炎。急性乙型肝炎又根据有无黄疸进一步分为急性无黄疸型乙型肝炎和急性黄疸型乙型肝炎。急性黄疸型乙型肝炎血清胆红素大于 17.1 微摩/升,并且全身症状往往较重,黄疸通常在 1 周左右缓解。乙型肝炎病程超过半年以上即为慢性乙型肝炎。淤胆型肝炎黄疸较重,持续时间长,至少达 3 周以上,但全身症状较轻微。

导致乙型肝炎慢性化
有哪些因素

乙型肝炎慢性化的原因主要包括两个方面,即病毒因素和机体的免疫功能。

① 感染乙型肝炎病毒数量:若初次感染的病毒数量少,可引起潜伏期延长和慢性化。

② 乙型肝炎病毒变异:由于 HBV 前核心区(前 c 区)1896 核苷酸位点突变,使编码色氨酸的 28 位密码子转化成终止密码子,导致前 c 顺序无法表达,不能分泌 HBeAg。一项研究显示,我国抗-HBe 阳性的慢性乙型肝炎病人,约 30% 仍有活动性病毒复制,即产生前核心区突变,约占 HBsAg 阳性慢性乙型肝炎病人的 13%。在不同地区,

HBeAg 阴性突变株的发病率不同。

③ 乙型肝炎病毒 DNA 与肝细胞 DNA 整合。

④ 感染年龄:感染乙型肝炎病毒的年龄越小,转变为慢性的机会越大。新生儿期感染 HBV,90％以上将成为慢性携带者。因为,婴儿的免疫系统尚未发育成熟,很容易发生免疫耐受。

⑤ 免疫功能低下:合并其他感染,如结核、麻风病等,肿瘤化疗或放疗、器官移植或因其他疾病,使用免疫抑制剂均可引起免疫抑制。此外,无黄疸型肝炎转为慢性的概率高于急性黄疸型肝炎,无黄疸型肝炎说明机体的免疫应答较弱。

⑥ HLA 基因型:个别 HLA 基因型,有助于慢性肝炎的发生。

慢性乙型肝炎肝硬化
病人为何易发生肝癌

原发性肝癌是我国最常见的消化系统恶性肿瘤之一,绝大多数都是在慢性乙型肝炎、肝硬化基础上发生的。流行病学调查发现肝癌高发区人群的 HBsAg 阳性率高于低发区,而肝癌病人血清 HBsAg 及其他乙型肝炎病毒标志物的阳性率可达 90％。慢性乙型肝炎和乙型肝炎病毒表面抗原(HBsAg)携带者患肝癌的相对危险性显著高于对照人群。在肝癌和癌旁组织常可检出 HBsAg 或乙型肝炎病毒颗粒。运用分子杂交技术发现病人的肝细胞与肝癌细胞中含有乙型肝炎病毒的 DNA 序列。整合入肝细胞中的 HBV DNA,其中的一些 DNA 序列可能通过直接激活癌基因,使癌基因异常表达,从而引起癌变。乙型肝炎病毒的 x 基因(HBxAg)也可与细胞 DNA 的某些序列相互作用,调节基因转录,包括对癌基因进行调控,导致细胞转化,最终发展成肝癌。肝癌组织内 HBxAg 的阳性率明显高于癌周肝组织。这些都表明乙型肝炎病毒感染可能是原发性肝癌的重要病因。虽然有关乙型肝炎病毒的致癌机制尚未完全明确,但肯定是促癌因素之一。

何谓乙型肝炎病毒相关性肾炎

乙型肝炎病毒相关性肾炎,是由于乙型肝炎病毒抗原与相应抗体结合形成的免疫复合物沉积在肾脏而引起的肾脏病变。病理上以膜性肾病和系膜增生性肾小球肾炎多见。在肾小球基底膜可以查出 HBsAg 和抗体 IgG、IgM、IgA 以及补体 C3 沉积,证明了乙型肝炎病毒对肾脏的致病作用。

临床表现为肾小球肾炎或肾病综合征,如血尿、蛋白尿、水肿和高血压等。病情多变且迁延难愈。对皮质激素和免疫抑制剂大都耐药,可发展成为慢性肾功能不全。病人在发病前或发病时有 HBV 感染或乙型肝炎病史,血清 HBsAg、抗-HBc 和(或)HBeAg 为阳性。循环免疫复合物(CIC)检测也呈阳性,血清补体水平可降低。该病多见于儿童和青年,有的具有一定的自限性,经积极治疗和自我调养,临床症状可逐渐减轻,甚至消失。

什么叫慢性乙型肝炎病毒携带者和非活动性乙型肝炎病毒表面抗原携带者

肝功能正常的慢性 HBV 感染病人,过去曾被称为"乙型肝炎表面抗原（HBsAg）健康携带者"，显然是不妥当的。后来又有人称之为"无症状 HBsAg 携带者"，实际上，其中有相当一部分人虽然无明显的临床症状，而其肝功能却并非一直正常。HBV DNA、乙型肝炎病毒 DNA 和 e 抗原（HBeAg）可持续阳性，表明病毒在体内复制且具有较强的传染性。因此，单以"无症状"来限定也不够准确。目前，根据 2010 年我国《慢性乙型肝炎防治指南》，将这类病人进一步区分为慢性 HBV 携带者和非活动性 HBsAg 携带者，其病程阶段和转归并不相同。

① 慢性 HBV 携带者：多为处于免疫耐受期的 HBsAg、HBeAg 和 HBV DNA 阳性者，1 年内连续随访 3 次以上均显示血清 ALT 和 AST 在正常范围，肝组织学检查无明显异常。

② 非活动性 HBsAg 携带者：血清 HBsAg 阳性、HBeAg 阴性、抗 –HBe 阳性或阴性，HBV DNA 低于最低检测限，1 年内连续随访 3 次以上，ALT 均在正常范围。肝组织学检查显示，Knodell 肝炎活动指数（HAI）小于 4，或根据其他的半定量计分系统判定病变轻微。

慢性乙型肝炎病毒携带者是怎样形成的

① 母婴垂直传播：在我国，由 HBsAg 阳性母亲在怀孕期间或围产期使婴儿感染是乙型肝炎病毒传播的重要途径。由于婴儿的免疫系统发育尚不完全，其中绝大多数将成为慢性乙型肝炎病毒（HBV）携带者，是造成慢性 HBV 携带者的主要原因之一。

② 生活密切接触：家庭中的密切接触，也可造成乙型肝炎的水平传播。乙型肝炎病毒可通过唾液传播，乙型肝

炎病毒感染有家庭聚集现象,表明生活密切接触是慢性HBV携带者的重要来源之一。

③ 微量血液传播:使用未经严格消毒的器械拔牙、针灸,注射,以及日常生活中修面、修脚,文身、文眉,皮肤上有小伤口被含有乙型肝炎病毒的血液污染等,均可造成乙型肝炎病毒传播。

④ 机体免疫力低下:严重营养不良、恶性肿瘤病人、使用免疫抑制剂治疗的病人及其他慢性消耗性疾病病人,在感染乙型肝炎病毒后不能及时清除病毒,而成为慢性HBV携带者。

慢性乙型肝炎病毒携带者会怎样转归

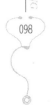
慢性乙型肝炎病毒(HBV)携带者的转归有以下4种:

① 自然转阴:一些慢性HBV携带者经过一定时间后HBsAg自然转阴,并且产生抗－HBs抗体,表明HBsAg已被清除。一般来说,成年感染者HBsAg滴度较低(小于1:128)及e抗原(HBeAg)为阴性的携带者,其自然转阴率相对较高。

② 持续稳定的HBsAg携带状态:这种情况在我国较为多见。可能与我国慢性HBV携带者多由婴幼儿期感染有关。病人终生携带HBsAg,肝功能持续正常,最后死于非肝脏疾病。

③ 急性发作:在慢性HBV携带过程中,出现肝功能异常,类似于急性肝炎。抗－HBc IgG抗体滴度升高,而抗－HBc IgM正常或阴性,借此可与急性乙型肝炎区别。若发生丙型或丁型肝炎病毒重叠感染,会使病情加重。

④ 慢性化与原发性肝癌:个别慢性HBV携带者可演

变为慢性肝炎、肝硬化，甚至发生原发性肝癌。引起癌变的确切机制尚未完全明了。可能与 HBV DNA 整合入肝细胞导致基因突变有关。

慢性乙型肝炎病毒携带者应怎样进行保健

目前，对慢性 HBV 携带者尚无有效的药物治疗。因此，如果无临床症状、肝功能正常，可以不必服药。除了一些特殊行业，如食品和餐饮等服务业外，工作和学习原则上不受限制，但应避免过度劳累，体力活动以不感到疲乏为宜。禁酒，避免使用有可能引起肝脏损害的药物。性生活要适度，最好使用避孕套，以防止乙型肝炎病毒传播。定期（一般为半年）进行乙型肝炎病毒学检查及肝功能检验。许多携带者可以长期维持稳定状态。

丙型肝炎病毒和乙型肝炎病毒有何不同生物学特性

虽然丙型肝炎和乙型肝炎都是经肠道外途径传播，并且均存在一定的慢性化倾向，可发展为慢性肝炎、肝硬化，引起原发性肝癌。但两种肝炎病毒在生物学特性上存在许多差异。a. HBV 为 DNA 病毒，HCV 是 RNA 病毒。b. HBV DNA 可以整合入机体细胞内，而 HCV RNA 则不能。c. HBV 感染引起的病毒血症，病毒滴度高，在急性感染期可达 10^{10} 基因组/毫升。HCV 急性感染期，病毒的滴度极少超过 10^7 基因组/毫升，慢性丙型肝炎血中病毒滴度更低，只有 $10^2 \sim 10^4$ 基因组/毫升，提示慢性丙型肝炎病人的感染力（传染性）比慢性乙型肝炎低。因此，输血成为 HCV 传播的主要途径。d. 抗－HCV 抗体的滴度也较乙型肝炎病毒抗体的滴度低。

丙型肝炎病毒有哪些基因型

关于丙型肝炎病毒分型有多种命名系统，常用的主要有 Okamoto 分类法和 Simmonds 命名系统。前者用罗马数字表示，后者用阿拉伯数字代表。现在已趋向于采用 Simmonds 命名系统。该系统可包罗所有其他命名系统，而且均有明确的对应关系。如 I 型即 1a 型，II 型即 1b 型，III 型包括两个亚型，即 2a 型和 2b 型……迄今为止，丙型肝炎病毒至少可以分为 6 个基因型，共 11 个亚型。

日本、韩国以 II（1b）型为主，欧美则多为 I（1a 型）。我国与日本近似，II 型（1b）型占 80％以上，其次是 III 型。在国内不同地区之间也存在差异，如 III 型在武汉可达 37.3％，北京为 20％，而广东 III 型相对较少。多次大量输血的病人，常为不同基因型混合存在。

丙型肝炎是怎样传播的

① 输血和血制品是丙型肝炎病毒（HCV）的主要传播途径：在输血后肝炎中 85％~90％以上为丙型肝炎。静脉吸毒者，由于共用注射针头而感染，在发达国家较为常见。

② HCV 可以通过性接触传播，但所占比例很小，不如 HBV 那么常见。

③ 日常生活接触：有资料显示 HCV 感染病人的家庭成员中，丙型肝炎的发病率比普通人群预期的发病率高，推

测 HCV 可能通过唾液传播。但发生的概率很低。

④ 垂直传播：HCV 经母体传播给新生儿的可能性很小。

丙型肝炎病毒是怎样致病的

HCV 造成肝细胞损伤的确切机制目前尚不完全清楚。在自身免疫性肝炎，特别是Ⅱ型自身免疫性慢性活动性肝炎中，HCV 可能具有一定的作用。HCV 的核心蛋白与宿主细胞一种蛋白的氨基序列存在某种同源性，诱导宿主产生抗－GOR（为 HCV 特异的自身抗体）抗体。

细胞毒 T 细胞（TC）和 HLA－Ⅰ类抗原与肝细胞坏死之间具有相关性，丙型肝炎病人的肝脏中有被 HCV 非结构区致敏的 T_c 细胞，均支持免疫介导致病学说。但是，也有研究表明，在被破坏的肝细胞内淋巴细胞相对缺少，老年人和免疫功能低下的病人，HCV 能够引起更严重的肝脏损害，这些均支持 HCV 具有直接细胞致病作用。

丙型肝炎临床表现有哪些特点

丙型肝炎的临床表现一般较轻，常为亚临床型。病人可以无明显症状，或出现乏力、食欲不振等，而发热、肝区疼痛、黄疸少见，大多为无黄疸型。血清转氨酶升高，呈持续轻度异常或反复波动。丙型肝炎容易演变成慢性，大约 50%（30%~60%）的急性丙型肝炎将发展为慢性丙型肝炎。无黄疸型较黄疸型更易慢性化。丙型肝炎很少引起重型肝炎。

急性丙型肝炎会有怎样的临床转归和预后

急性丙型肝炎的病情大多较轻,呈自限性经过。但慢性化的比例较高,约50%。其中20%~30%将发展为肝硬化,部分又在此基础上发生原发性肝癌。与慢性乙型肝炎相比,慢性丙型肝炎的病程缓慢。从输血到诊断肝硬化需要20~25年,而从输血到原发性肝癌需要30年。血清丙氨酸氨基转移酶(ALT)反复波动和ALT持续低水平升高者常常发展为慢性。α-干扰素对丙型肝炎有一定疗效,早期治疗可防止急性丙型肝炎慢性化,改善预后。

丙型肝炎会引起自身免疫性肝炎吗

在HCV感染过程中,可产生多种不同的自身抗体,提示HCV有引起自身免疫现象的可能,所以当病人有自身免疫性疾病病史或临床表现,或检测到自身抗体——抗平滑肌抗体(ASMA)应避免使用干扰素;当检测到抗肝肾微粒体(抗-LKM-1)、抗-GOR抗体、抗核抗体时应慎用。

丙型肝炎为何更易出现慢性化

丙型肝炎的慢性化比例约为50%,甚至有报道高达87%。之所以会发生如此高比例的慢性化,有学者认为,可能与丙型肝炎病毒(HCV)的频繁变异,导致免疫逃避有关。

参与编码 HCV 被膜蛋白的基因组 E2 区为高度变异区,在机体体液免疫的选择压力下发生突变,使已产生的抗体失去与变异后抗原结合的能力。当免疫系统再次对变异后的抗原进行选择时,病毒高度变异区抗原又发生变化。病毒抗原如此不断地漂移变化,造成了 HCV 能够逃避抗体中和,从而在体内持续感染,使病变慢性迁延。有人在 1 例慢性丙型活动性肝炎病人体内发现了两种不同的 HCV E2 高度变异区变异体,每种变异体均单独与其所引起的疾病症状相关,为此提供了证据。丙球蛋白缺乏症病人感染 HCV 后,E2 区编码蛋白不发生抗原漂移现象,则进一步证明了上述抗体驱使抗原变异学说。

丙型肝炎病毒(HCV)除了在肝脏复制外,在外周血单个核细胞(PBMC)、脾脏、T 和 B 淋巴细胞中均可检出 HCV RNA,提示 HCV 存在肝外复制。肝外复制是导致抗病毒治疗不易取得成功,从而造成 HCV 持续感染、病情慢性化的原因之一。特别是外周血单个核细胞中的 HCV 不易被清除,成为 HCV 储存和复制的场所。有人从骨髓来源的 B 细胞检测出 HCV RNA,骨髓中 HCV 的存在可直接损害机体的免疫功能,引起 HCV 清除障碍。

慢性丙型肝炎病毒感染有哪些临床类型

根据血清丙氨酸氨基转移酶(ALT)水平和临床表现,慢性丙型肝炎病毒感染可分为以下 3 种类型:

① 反复发作型:在肝炎活动期,ALT 水平升高,同时出现相应的临床症状;而缓解期,病人症状减轻或消失,ALT 水平恢复正常。活动期与缓解期相互交替,反复发作。

② 持续异常型：血清 ALT 水平长期高于正常，通常为轻度增高，肝组织活检显示不同程度的慢性肝炎改变。

③ 无症状携带者：病人无临床症状，血清 ALT 正常。需要注意的是其中部分可存在病毒血症，具有传染性。若 HCV RNA 阳性，即使 ALT 正常，也应进行治疗。ALT 正常并不能完全排除慢性肝炎的可能性。

丙型肝炎与原发性肝癌有关联吗

大量的流行病学研究资料表明，丙型肝炎病毒（HCV）感染与原发性肝细胞癌之间存在密切关系。在非乙型肝炎流行地区，原发性肝癌病人中抗 – HCV 的阳性率很高，如果只包括乙型肝炎病毒表面抗原（HBSAg）阴性的肝癌则抗 – HCV 的阳性率更高。日本的一项研究发现，与输血相关的 HCV 感染者更容易发生原发性肝癌。对血友病病人进行的一项多中心研究也表明，从暴露于 HCV 到发生肝癌的时间大约为 30 年。此外，通过给黑猩猩输入 HCV 感染的血浆和血制品，已成功地诱导产生了肝细胞癌。这些证据均提示：HCV 感染和肝癌之间可能确实存在着直接或间接的联系。关于 HCV 引起肝癌的机制目前尚未完全明确。

丙型肝炎血清转氨酶升高有哪几种形式

研究资料表明，感染丙型肝炎后，血清丙氨酸氨基转移酶（ALT）升高主要有 3 种形式，并且与丙型肝炎的临床转归有一定关系。

① 单相型：ALT 升高达到高峰后开始下降并逐渐恢复至正常。ALT 变动曲线近似于三角形。单相型多为急性丙型肝炎，随着病情恢复，ALT 降为正常。

② 多相型：ALT 水平波动，形成两个或两个以上高峰。该型的肝脏损害程度较重，临床症状明显，黄疸发生率高，常演变成为慢性。

③ 平台型：ALT 轻度升高，但持续高于正常。该型的临床症状虽轻，但大多将发展为慢性迁延型。

丁型肝炎病毒有哪些结构特点

丁型肝炎病毒（HDV），又名 delta 病毒。是一种缺陷的负链 RNA 病毒，必须与 HBV 共生才能复制，丁型肝炎病毒不能单独感染，常与乙型肝炎病毒混合感染或重叠感染。其基因组有 1 680 个核苷酸，构成单股环状闭合 RNA，内含 HDAg 和 HDV RNA，外部包裹乙型肝炎病毒表面蛋白（含有 S 蛋白，前 S1、前 S2 蛋白），呈球形，直径 35~37 纳米。

丁型肝炎病毒有哪些传播途径

丁型肝炎病毒的传播方式与乙型肝炎病毒相似。主要通过输入带有丁型肝炎病毒的血液或血制品，以及使用丁型肝炎病毒污染的注射器和针头等传染。性接触可能是性滥交和同性恋者中的重要传播方式。同时，感染乙型肝炎和丁型肝炎病毒的孕妇，在乙型肝炎病毒复制活跃情况下，如 HBeAg 阳性，可将丁型肝炎病毒传播给新生儿，形成母婴垂直传播。日常生活中密切接触,含有丁型肝炎病毒的体液或分泌物,可通过破损的皮肤、黏膜造成易感者感染。

由于丁型肝炎病毒感染必须有乙型肝炎病毒的辅助。因此,接种乙型肝炎疫苗也可预防丁型肝炎病毒感染。

丁型肝炎病毒有哪几种感染方式

丁型肝炎病毒(HDV)的感染方式有两种:a. 与乙型炎病毒同时感染(coinfection),又称为混合感染或联合感染。b. 重叠感染(superinfection),又称为伴发丁型肝炎病毒感染。指在原来感染乙型肝炎病毒的基础上又发生的丁型肝炎病毒感染。

两种感染方式的临床意义不同。研究表明,HDV 的重叠感染可导致乙型肝炎的慢性化,并使慢性乙型肝炎的病情进行性加重,发展成为肝硬化。因此,区别丁型肝炎病毒的感染方式对判断预后有一定的指导价值。可通过检测乙型肝炎病毒核心抗体 IgM(抗 – HBC IgM)与丁型肝炎病毒 IgM 抗体(抗 – HDV IgM)以资鉴别。一般同时感染时抗 – HBC IgM 和抗 – HDV IgM 均为阳性,而重叠感染仅抗 – HDV IgM 为阳性,抗 – HBC IgM 为阴性。在同时感染时抗 – HDV IgM 呈现一过性或低滴度水平升高,重叠感染抗 – HDV IgM 持续升高。

丁型肝炎病毒有哪些致病机制

丁型肝炎的病理组织学表现为肝细胞呈退行性变,胞浆内出现嗜酸性颗粒,无炎症细胞浸润;肝功能损害程度与肝内及血清中丁型肝炎病毒抗原滴度或检出率呈正比;应用免疫抑制剂不能减轻丁型肝炎病毒抗原阳性者的肝细胞损伤,机体的免疫反应改变对丁型肝炎的发病可能无明显影响;几乎所有丁型肝炎病毒感染者都有引起慢性肝病的倾向。这些均提示:丁型肝炎病毒主要通过对肝细胞的直接致病作用,增加细胞溶解活性而引起肝细胞的损害。

丁型肝炎有哪些临床表现

丁型肝炎的临床表现与其感染方式有关。

① 丁型肝炎病毒与乙型肝炎病毒同时感染:潜伏期4~20周。临床表现为急性肝炎。血清中先出现乙型肝炎表面抗原(HBsAg),随后在肝组织和血中出现丁型肝炎病毒抗原(HDAg),持续时间较短,常为一过性。继之抗-HD IgM短暂阳性。一般不产生抗-HD IgG。由于无慢性乙型肝炎病毒(HBV)感染,使丁型肝炎病毒(HDV)的复制受到限制,病变常呈自限性,预后较好。但若HBV复制活跃,可发展为重型肝炎。

② 丁型肝炎病毒与乙型肝炎病毒重叠感染:较丁型肝炎病毒与乙型肝炎病毒同时感染更常见。临床表现可因丁型肝炎病毒感染前是慢性乙型肝炎表面抗原携带者或慢性乙型肝炎病人而不同。慢性乙型肝炎表面抗原携带者感染丁型肝炎病毒后,多呈急性肝炎样发作,而抗-HBc IgM为阴性,抗-HD IgM和IgG呈阳性,可资鉴别。病情常较乙型肝炎病毒单独感染重。虽然也有自限性和恢复的倾向,但多数容易发展成慢性肝炎。若原有慢性乙型肝炎又重叠感染丁型肝炎病毒,会使原有肝组织病变加重,病情呈进行性发

展,引起慢性重型肝炎、肝衰竭或加速肝硬化形成。如果原来病情稳定的慢性乙型肝炎病人突然出现症状恶化、类似重型肝炎时,要考虑丁型肝炎重叠感染的可能。

何谓戊型肝炎病毒

戊型肝炎病毒(HEV)是一种单股正链 RNA 病毒,无包膜。球形,直径为 27~34 纳米。基因长约 7 500 核苷酸,含 3 个编码病毒蛋白的开放读码区,与绝大多数单股正链 RNA 病毒相反,其 5'端编码非结构蛋白,3'端编码结构蛋白。

戊型肝炎是怎样进行传播的

戊型肝炎的传播方式与甲型肝炎相似,主要通过粪→口途径传播。多由水源被污染所致,常引起大流行。戊型肝炎从口进入肠道,经门静脉到达肝脏感染肝细胞,在肝细胞浆内进行增殖和复制。是否在肝外也可进行复制尚不清楚。在潜伏期和急性期可出现短暂的病毒血症。病毒主要随胆汁从粪便排出体外。在发病前的 1~4 天,粪便中戊型肝炎病毒的检出率达 100%。发病后排毒逐渐减少,至发病后 2 周末再从粪便中检出戊型肝炎病毒。表明其传染性在潜伏期和急性期初最强,尤其是要注意做好隔离消毒工作。

哪些人易得戊型肝炎

戊型肝炎主要侵犯青壮年,儿童和老年人发病较少。这与甲型肝炎不同,后者多见于儿童。如 1986~1988 年新疆戊型肝炎流行,经统计,14 岁以下、15~39 岁、40 岁以上组发病率分别为0.9%、6.3%、2.9%。儿童发病率低可能与儿童感染戊型肝炎病毒后多表现为亚临床感染有关,也可能与儿童活动范围小,感染机会较少有关。

孕妇对该病易感性较高,其确切原因不明,可能与孕妇免疫力降低有关。据报道,孕妇急性病毒性肝炎中,约8%为戊型肝炎,且病情重、病死率高。

戊型肝炎有哪些发病机制

目前,对戊型肝炎的发病机制尚未完全明了,认为可能与甲型肝炎的发病机制相似。感染戊型肝炎病毒的猕猴,在其肝细胞中可发现戊型肝炎病毒抗原和病毒颗粒,而且早于血清丙氨酸氨基转移酶升高之前出现,当血清丙氨酸氨基转移酶恢复正常后,肝细胞中即很难检出戊型肝炎病毒抗原和病毒颗粒。此外,感染戊型肝炎病毒的动物也可产生抗体反应,但不及甲型肝炎明显。因此,戊型肝炎病毒复制直接损害肝细胞可能是主要因素,而免疫反应则起了促进作用。

戊型肝炎有哪些临床表现特点

戊型肝炎以侵犯青壮年为主,儿童和老年人相对少见。男性发病率高于女性。有明显的季节性,多发生在夏季,主要与水源污染、洪水暴发有关。戊型肝炎的临床表现类似于甲型肝炎,但病情较重。亚急性重型和急性淤胆型肝炎较多见,表现为黄疸,大便灰白,皮肤瘙痒,血清胆红素明显升高,持续时间也较长。而发热、肝肿大则较甲型肝炎少见。病死率高是戊型肝炎的又一特点,根据流行病学调查,该病的总病死率为 1%~2%，最高可达到 12%，孕妇感染戊型肝炎后，发生重型肝炎的比例明显增多，尤其是妊娠后期的孕妇，病死率更高，甚至达 40%。

戊型肝炎一般不转变为慢性。黄疸大多在一周内消退，临床症状和转氨酶水平于 3~6 周内也恢复正常。

何谓庚型肝炎病毒

庚型肝炎病毒（HGV）为一种 RNA 病毒，属于黄病毒属。其基因是一线状正链 RNA，长度约 9 400 个核苷酸，具有单一的开放读码区，编码有 2 900 个氨基酸组成的聚合蛋白。HGV 可以分成 5 个基因亚型，不同的基因亚型有一定的地区性。HGV 感染呈全球分布，我国也证实有 HGV 感染存在。经血液传播，如输血和血液制品、静脉吸毒是主要传播途径，也可能通过母婴垂直传播和性接触传播。

庚型肝炎病毒感染有哪些临床意义

感染 HGV 是否会导致肝脏损害，与急性肝炎抑或慢性肝病以及肝癌的关系如何？目前尚未完全明了。大多数研究资料表明，HGV 感染不会引起明显肝功能损害，仅少数人有轻度 ALT 升高，与丙型肝炎病毒（HCV）同时感染，也并不加重肝细胞的损伤，预后良好。人体感染 HGV 后 HGV 能在体内长期存在，甚至可达 10 年以上。围产期感染的婴儿，其肝功能和生长发育也不受影响。

TT 病毒感染会引起肝炎吗

1997 年 12 月,日本学者从一位输血后非甲－庚型肝炎病人血清中分离出一种新的 DNA 病毒。因该病人的名字缩写为 TT,故暂命名为 TT 病毒(TT virus,TTV)。恰好经输血传播病毒的英文缩写也是 TTV(transfusion transmitted virus),因此又称为输血传播病毒。

TT 病毒为单股线状 DNA 病毒,无包膜。基因组中由 3 700 个核苷酸组成,含两个开放读码框(ORF)。左半部的开放读码框较短,编码 202 个氨基酸,可能是病毒的非结构蛋白;右半部的开放读码框较长,编码 770 个氨基酸,具有高度亲水性。目前尚未确定 TTV 属于 DNA 病毒中的哪一种。

TT 病毒感染后是否会引起肝炎还有待深入研究。一些暴发性肝炎和急慢性肝炎病人,甲－庚型肝炎病毒学检查均为阴性,即所谓的非甲－庚型肝炎,TT 病毒的阳性率明显高于正常人群,而且病人肝脏中 TTV DNA 滴度较血清高 10～100 倍。因此推测 TT 病毒可能与非甲－庚型肝炎有关。有研究表明,经输血感染 TT 病毒后出现一过性或持续性病毒血症,同时血清丙氨酸氨基转移酶(ALT)升高。血清 TTV DNA 滴度与 ALT 水平密切相关,血清 TTV DNA 消失时,ALT 也恢复正常。提示 TT 病毒感染可引起肝脏损伤。另一方面,在正常人群中,TT 病毒感染率也较高,并且不引起肝功能损害或肝组织学改变。所以认为,TT 病毒无明显致肝病作用,不是非甲－庚型肝炎的病因。由于对 TT 病毒的研究为时不长,资料还不够充分,有关其致病性尚无定论。

乙醇（酒精）在体内是怎样代谢的

饮酒后，80％以上的乙醇由胃肠道迅速吸收，仅2％~10％从肾和肺排出，肝脏是乙醇在体内代谢的唯一器官。

乙醇经两条途径代谢：a. 乙醇在肝细胞质中，通过乙醇脱氢酶（ADH）转变为乙醛。b. 乙醇在肝细胞微粒体的乙醇氧化系统（MEOS）作用下转变为乙醛。然后乙醛在线粒体内进一步代谢为乙酸，乙酸随肝血流运输至肝外组织转变为乙酰辅酶A，进入三羧酸循环，最后氧化成二氧化碳和水。

何谓酒精性肝病

酒精性肝病是由于长期大量饮酒导致的中毒性肝损伤，包括酒精性脂肪肝、酒精性肝炎与酒精性肝硬化，它们可单独存在或同时并存。在西方国家中，酒精性肝病是导致青、中年人死亡的主要原因之一。近年来，随着我国经济的发展，人均耗酒量有所上升，其发病率也相应增加。

酒精性脂肪肝是酒精性肝病中最常见和最先出现的病变。形态学表现为肝脏增大，重量可达正常时的2~3倍（正常人的肝重量为1 500克左右），颜色变黄，触之质地如泥块并有油腻感。组织学检查，轻者仅中央静脉周围的肝细胞内含有脂肪小滴，重者小叶周边区肝细胞也充满脂肪滴，一般无明显炎症反应或仅有少量单核细胞浸润。大量饮酒后3~7天，肝细胞内即可出现脂肪滴，戒酒后1~2个月病变可消退。

酒精性肝炎病理表现无特异性，可有肝细胞变性、坏死,例如气球样变(肝细胞发生肿胀,由多角形变为圆球形,胞浆几乎完全透明)和脂肪变性(肝细胞内出现脂肪小滴)。重者肝细胞呈灶状坏死伴中性粒细胞浸润。约30%的该病病人可发现酒精性透明小体(Mallory 小体),它是酒精性肝炎的特征性组织学改变。虽然也可见于其他疾病,如肝豆状核变性、原发性胆汁性肝硬化等疾病,但以酒精性肝炎最为多见。Mallory 小体常位于变性肿胀肝细胞的核周胞浆内,由密集的细丝构成。现认为其出现与肝细胞变性、坏死及胆汁淤积的严重程度有关。

每日摄入乙醇量超过 40~80 毫升持续 10~15 年,可导致酒精性肝硬化。病变初期常为小结节性肝硬化,结节内不含汇管区和中央静脉。结节大小相似,被纤维组织包围,结节直径一般不超过 1 厘米,以后随着反复肝细胞变性、坏死及增生,纤维组织融合,可演变成直径大于 5 厘米的大结节性肝硬化。

酒精性肝病有哪些临床类型

酒精性脂肪肝、酒精性肝炎、酒精性肝硬化可谓是酒精性肝病的三步曲,它们可单独存在也可同时并存。三者的发病机制如下:

① 酒精性脂肪肝:乙醇能 a. 促进肝内三酰甘油的合成。b. 增加周围脂肪组织的动员,释放出脂肪酸,随血流进入肝脏,加速三酰甘油的合成。c. 减少脂质在肝内的氧化分解。进入肝脏的游离脂肪酸主要在肝细胞的线粒体内进行 β-氧化,直至全部变成乙酰 CoA,再进入三羧酸循环,进一步氧化代谢。乙醇在肝内首先代谢为乙醛,再转变为乙酸。后一过程使还原型辅酶Ⅰ(NADH)增多,NADH 可抑

制线粒体的三羧酸循环,从而使肝细胞对脂肪酸的氧化分解减少。d. 减少极低密度脂蛋白合成和分泌,使三酰甘油从肝内输出减少。由于肝内三酰甘油积聚,形成脂肪肝。

② 酒精性肝炎:乙醛的毒性作用及乙醇氧化过程中产生的大量自由基均可损害肝细胞,使肝细胞发生变性、坏死,炎症细胞浸润。肝细胞浆中可见酒精透明小体,它可由肝细胞释放入血液循环,引起体液及细胞免疫反应。病人血清中可测到酒精透明小体抗原及其抗体。抗体水平的高低与疾病发展程度平行,当抗体持续阳性时,疾病可发展为肝硬化。

③ 酒精性肝硬化:目前,大多数人认为该病是由酒精性肝炎发展而来,肝细胞坏死伴炎症反应,胶原纤维增生,最终导致肝硬化。也有人认为,乙醛能刺激胶原增生,可不经过肝炎而直接发展为肝硬化。

酒精性脂肪肝有哪些临床表现

病人营养状态良好,体型偏胖。一般无症状或仅有轻度不适,如全身倦怠、易疲劳、食欲不振等,病情进一步发展可有恶心、呕吐、黄疸、肝脏肿大、肝区疼痛。少数者可并发齐夫(Zieve)综合征,即高脂血症、溶血性贫血和黄疸三联症。

实验室检查主要是转氨酶(ALT、AST)轻至中度升高,AST常高于ALT。血清胆红素可增高但常在34微摩/升以下。血清碱性磷酸酶(ALP)可轻度上升。常有磺溴酚钠(BSP)潴留,一般不超过20%。血清中三酰甘油、胆固醇可轻至中度增高。约半数病人有凝血酶原降低。

酒精性肝硬化有哪些临床表现

酒精性肝硬化出现肝病的症状和体征大多在 50 岁左右,且多发生于男性,常于 60 岁左右因并发症而死亡。约 40％病人可无症状,在体检或尸检时偶然发现。该病早期无明显症状,以后出现类似其他肝硬化的症状,如食欲不振、疲乏无力、长期低热等。晚期肝功能失代偿可出现黄疸、腹腔积液及门静脉高压症。

实验室检查可有红细胞、白细胞、血小板呈不同程度的降低,这是由于脾功能亢进的缘故。血清白蛋白降低、球蛋白增加,白/球比例倒置,AST 中度升高,凝血酶原时间延长。碱性磷酸酶(ALP)、γ-谷氨酰转移酶(γ-GT)轻至中度增高。胆固醇正常,胆固醇酯与总胆固醇比值下降。

酒精性肝硬化和肝炎肝硬化有哪些区别

酒精性肝硬化与肝炎肝硬化的鉴别要点如下表。

酒精性肝硬化与肝炎肝硬化鉴别表

项　目	酒精性肝硬化	肝炎肝硬化
病史	有多年饮酒史	有肝炎史
年龄	大于 40 岁	各年龄组
贫血	常见	少见
体型	较肥胖	较消瘦
黄疸	较轻	较重

项　目	酒精性肝硬化	肝炎肝硬化
肝炎血清标志物	阴性	阳性
AST/ALT	大于1	小于1
肝脂肪变性	常见	少见
酒精透明小体	多见	少见
癌变	可见（5％）	较多见（15％）

酒精性肝病有哪些并发症

① 营养不良：主要因酗酒后摄食不足所致，可表现为末梢神经炎、舌炎、缺铁性贫血、脚气病、叶酸缺乏症等。

② 腮腺肿胀：两侧腮腺呈轻至中度肿大，组织学上示轻度腺体扩大，但无明显炎症反应。该病病因不明。

③ 杜普伊特伦（Dupuytren）挛缩：上肢关节向掌侧挛缩畸形，多见于男性酒精性肝硬化病人，其发生率可达55％，其发生机制尚不清楚。

④ 酒精性胰腺炎：长期饮酒常有胰液蛋白沉淀，形成的蛋白栓子阻塞胰管，致胰液排泄障碍而引起该病发生。

⑤ 原发性肝癌：严重酒精性肝硬化病人可发生原发性肝癌，病理上以粗大结节性肝硬化者易并发该病，且男性多于女性。患有乙型肝炎的长期酗酒者，其发生率明显增高。

什么是脂肪肝

正常肝脏的脂类含量约为肝湿重的3％~5％，其中磷脂占50％以上，三酰甘油（TG）和游离脂肪酸各占20％，胆固醇约 7%,其余为胆固醇酯等。当三酰甘油在肝细胞内存积,脂肪含量超过肝脏重量的 5% 以上时,即称为脂肪肝。

根据脂肪肝的病理改变,可分为大泡型、小泡型、混合型、灶性型和脂肪肉芽肿等。

大泡型脂肪肝最常见,常因嗜酒、肥胖、糖尿病、慢性丙型肝炎、长期应用类固醇激素、营养不良、长期高脂肪高胆固醇饮食等所致。肝细胞内脂肪滴直径常大于 25 微米,并将细胞核推向一边。轻至中度脂肪变性时,主要累及小叶中央静脉周围,重度者可扩展至小叶周边区。当肝脂肪含量超过 35%,可伴肝内炎症细胞浸润、肝细胞坏死、纤维化,肝功能出现异常。

小泡型脂肪肝可视为大泡型的轻型、前期或恢复期的表现形式。多见于妊娠后期、药物或毒物损伤、雷亥(Reye)综合征(即脂肪肝伴脑病)。脂肪滴直径为 3~5 微米,细胞核居中无移位。肝内无明显炎症及坏死,一般预后较好。

何谓非酒精性脂肪性肝病

非酒精性脂肪性肝病(NAFLD)指除外酒精(男性乙醇摄入量小于 140 克/周,女性 70 克/周)和其他明确损害肝脏因素所致的,以弥散性肝细胞大泡性脂肪变为主要特征的临床病理综合征,包括单纯性脂肪肝以及由其演变的非酒精性脂肪性肝炎(NASH)和非酒精性肝硬化。引起NAFLD 的危险因素有很多,常见的有高脂肪高热量膳食结构、多坐少动的生活方式、胰岛素抵抗、代谢综合征及其组分(肥胖、高血压、血脂紊乱、2 型糖尿病等)。约半数的肥胖者存在肝脂肪变性,重度肥胖者脂肪肝的发生率可高达

60%~90%。长期进食高脂肪、高胆固醇食物,使进入肝脏的脂肪过多,过量的糖类(碳水化合物)也会在体内转化成为脂肪。糖尿病由于糖和脂肪代谢紊乱,常常并发脂肪肝。部分病毒性肝炎病人容易合并脂肪肝。女性在妊娠后期及生育后脂肪肝的发生率也增多,其他,如热量摄入过多、运动量减少等都可促进脂肪肝的发生。

总之,引起非酒精性脂肪性肝病的原因是多方面的,既可以是一种也可能是几种因素共同作用的结果。需要注意的是,并非不肥胖就不会患脂肪肝,一些体质指数(BMI)和腰围正常的脂肪肝病人也并不少见。

病毒性肝炎会引起脂肪肝吗

脂肪肝是由于各种原因引起的肝脏内脂肪代谢障碍,使脂肪(主要为三酰甘油)在肝细胞内过量蓄积。若脂肪含量超过肝重的5%以上,即称为脂肪肝。

慢性丙肝病人发生脂肪肝的概率明显升高,尤其是基因3型的丙肝病人。肝脏脂肪变是慢性丙肝常见的病理学改变。研究证实,HCV病毒可以直接损害肝细胞,加重胰岛素抵抗,引起脂质代谢紊乱导致肝细胞脂肪堆积。而脂肪肝又可以加快丙肝病人肝纤维化的进展速度。有学者认为,脂肪肝是慢性丙肝抗病毒治疗失败的独立危险因素。因此,有人建议对慢性丙肝病人在抗病毒治疗之前先控制肝脂肪变,以提高抗病毒治疗应答率。

其他一些病毒性肝炎病人在病程中也可合并脂肪肝,这主要是由于病人长期休息,活动量少,同时又大量静脉输入葡萄糖和进食高热量高糖食物,超过机体代谢需要,而转化为脂肪存积。加上肝炎病人本来脂肪代谢功能就比较低下，使脂肪在肝脏存积，形成脂肪肝。因肝脏体积增大，肝包膜的张力增加，可引起肝区疼痛；脂肪肝也可引起血清转氨酶升高，易被误认为是慢性肝炎活动，而进一步限制活动，增加营养，导致恶性循环。

妊娠急性脂肪肝是怎么一回事

妊娠急性脂肪肝是产科的严重并发症之一，病因未明。临床上很少见，但易被误诊为重型肝炎。以下几点可供鉴别：妊娠急性脂肪肝多发生于初次妊娠第 36~40 周内，常合并有妊娠中毒症，表现为水肿、蛋白尿或高血压；出血倾向严重，如牙龈、皮肤、阴道出血，消化道出血等；可有髓外造血，出现早幼红细胞、嗜碱点彩红细胞、巨血小板等；血清直接胆红素升高，而尿中胆红素为阴性；血清胆红素升高较转氨酶升高明显；无肝炎病毒现症感染的血清学证据；超声或 CT 检查呈典型的脂肪肝征象。肝活检组织学检查为脂肪肝。

妊娠肝内胆汁淤积症与妊娠期病毒性肝炎应怎样鉴别

妊娠肝内胆汁淤积症是指：在妊娠期所特发的以胆汁淤积性黄疸为主要表现的一种肝病，多见于妊娠中晚期，并且常随着妊娠终止而迅速恢复正常，再次妊娠又可复发。病因尚未完全阐明，可能系病人对雌激素的促胆汁淤积作用比较敏感，由于妊娠期雌激素水平急剧增加，从而导致肝内胆汁淤积。该病可能有一定的遗传因素。

妊娠肝内胆汁淤积症可发生于任何年龄的孕妇和胎次。先出现皮肤瘙痒，随后出现黄疸，可伴有恶心、呕吐或腹痛。但消化道症状通常较轻或不明显。实验室检查血清胆红素升高，以直接胆红素增高为主。在疾病早期，血胆汁酸浓度即升高，可达正常值 3~10 倍以上。γ-谷氨酰转移酶、碱性磷酸可明显升高，而丙氨酸氨基转移酶仅轻度升高，肝炎病毒学检查为阴性，借此可与病毒性肝炎鉴别。病毒性肝炎丙氨酸氨基转移酶改变较明显，肝炎病毒标志物检测为阴性可帮助诊断，必要时可做肝穿刺活检。

一般认为，妊娠肝内胆汁淤积症预后良好，特别是对母体影响不大，恢复后不遗留慢性肝病。近年来发现，产后出血较常见，对胎儿容易出现早产或低体重儿。

妊娠期病毒性肝炎与妊娠高血压综合征引起的肝脏损害应怎样鉴别

妊娠高血压综合征（简称妊高征，即过去所称的妊娠中毒症）是孕期常见的一种原因不明的疾病，多发生在妊娠24 周以后。基本病理生理改变是全身小动脉痉挛，引起组织缺血、缺氧。因此，病变可累及脑、肾、肝、心等器官，表现为高血压、水肿、蛋白尿，严重时出现抽搐、昏迷，肝、肾功能衰竭，甚至死亡。

妊高症，特别是重度病人合并肝脏损害时，临床表现可有头痛、呕吐、右上腹疼痛及压痛。肝功能检查示血清丙氨酸氨基转移酶（ALT）升高。与妊娠期病毒性肝炎不同的是：前者很少出现黄疸，若血清胆红素增高，大多提示预后不良。血清肝炎病毒标志物检测为阴性。B超或CT检查发现肝内、肝包膜下血肿对诊断有一定意义。肝穿刺检查发现肝细胞变性、坏死，库弗细胞增生，重者可有纤维蛋白沉积于肝窦，汇管区周围局限性出血或血肿形成。血肿破裂可引起失血性休克，抢救不及时可致命。终止妊娠后，病情迅速缓解，肝功能恢复正常。

妊娠期病毒性肝炎可在妊娠各期发生，妊娠晚期易发展为重型肝炎，临床表现同非妊娠期的各型肝炎相似。

药物在肝脏中是怎样进行代谢的

肝脏是药物浓集、转化、代谢的重要器官，大多数药物在肝内通过生物转化而清除。药物的生物转化分两个阶段：a. 氧化、还原和水解反应。b. 结合反应。有些药物仅需一步转化，有些需要两步才能完成代谢过程。药物经过第一步反应后极性增高，即水溶性增大，易于排出体外；经第二步反应后，药物可与葡萄糖醛酸、甲基、硫基、甘氨酸等基团结合，形成极性更强的物质，通过胆汁或尿液排出体外。但也有少数药物经过转化后变为有毒或致癌的物质，还有些药物，原来不具抗原性，在肝内转化后，形成具有抗原性的代谢产物，引起变态反应。

药物是怎样引起肝损的

通常将药物性肝损分为中毒性和免疫过敏性两种，目前认为，药物是通过以下机制引起肝损的：

① 直接毒性作用：药物对肝细胞无选择性的全面损

害,肝脏呈小叶或条带状坏死伴脂肪变性。发病率高,肝损害与药物剂量成正比,潜伏期短,常在几小时至几天内出现毒性反应。四氯化碳、无机磷及一些重金属盐类等均可直接引起肝脏损伤。

② 间接肝损型:药物干扰肝细胞正常代谢的某些环节,导致肝脏类似肝炎样变、胆汁淤积或混合性病变。发病率较高,肝损与药物剂量有关,潜伏期也短(数小时至数天)。该型又可分两个亚型:a. 细胞毒型:药物选择性影响肝细胞蛋白质合成的某些环节,引起肝细胞变性、坏死。如四环素、L -天冬酰胺酶、氨甲喋呤、6 -巯基嘌呤等。b. 胆汁淤积型:药物选择性影响胆红素的排泄,并能改变毛细胆管壁的渗透性,水分重吸收,管内胆汁变稠,易形成胆栓,如甲基睾丸素、利福平、新生霉素、胆囊造影剂等可引起该类肝损。

③ 过敏反应:药物及其代谢产物作为半抗原与载体结合,形成抗原,经巨噬细胞加工后,被免疫细胞识别,导致过敏反应;或抗原 -抗体免疫复合物介导的免疫损伤。这种肝损大多发生在长期、反复(1~4 周)用药过程中。多数病人伴有发热、皮疹、关节炎、肾炎等肝外反应,如氯丙嗪、磺胺、甲基多巴、对氨水杨酸、双醋酚丁等药物。

④ 机体对药物的特异性代谢:某些药物在体内代谢后,变成有毒物质引起肝损,如异烟肼在肝内乙酰化后,分解成异烟酸和乙酰肼,后者与肝细胞的大分子共价结合,造成肝细胞的坏死。由于遗传差异,人体对异烟肼的代谢分快、慢乙酰化两种。快乙酰化者产生较多乙酰肼,易引起肝损。利福平、苯巴比妥能诱导药酶,使乙酰肼生成增多,增加异烟肼的毒性。

药物性肝病有哪些临床类型

药物性肝病,按其临床特征分为急、慢性两种。

1. 急性药物性肝病

① 肝细胞型:a. 肝实质细胞损害:轻者呈点状、灶状坏死;重者呈带状、大片状坏死,伴网状支架塌陷,炎症细胞浸润、淤胆和库弗细胞增生。在众多药物中,以异烟肼、氟烷、对乙酰氨基酚(扑热息痛)最典型。b. 脂肪肝型:肝细胞内大量脂肪沉积,病人常因感染使用四环素族等药物后诱发。

② 肝内淤胆型:a. 毛细胆管型:主要为肝小叶中心区胆汁淤积,毛细胆管内有胆栓,肝细胞和库弗细胞内有胆色素沉积,一般无肝实质细胞损害及炎症反应。最常见的药物是甲睾类激素,其中以甲基睾丸酮和口服避孕药引起的淤胆最多见。b. 肝毛细胆管型:毛细胆管、肝细胞和库弗细胞内有胆汁淤积,以小叶中央区最显著,伴炎症细胞浸润及肝细胞变性、坏死,如氯丙嗪、地西泮(安定)、氯氮䓬(利眠宁)、硫脲嘧啶、甲巯咪唑(他巴唑)、红霉素、灰黄霉素、呋喃坦啶、甲磺丁脲、苯乙双胍(降糖灵)、对氨水杨酸等。

③ 混合型:既有肝实质损害,又有不同程度的淤胆。一般认为该型肝损由免疫机制所致,常伴有皮疹、心肌炎、肾炎、关节疼痛等肝外表现,如苯妥英钠、美沙酮、苯巴比妥等药物。

2. 慢性药物性肝病

① 慢性肝炎型:主要为肝小叶周围区碎片状坏死和小叶内灶状坏死,肝细胞嗜酸性变,小叶界板破坏及炎症细胞浸润,可逐渐发展为肝硬化。常见药物,如双醋酚酊、甲基多巴、异烟肼、氨甲喋呤等。

② 慢性肝内淤胆型：毛细胆管内有胆栓，小胆管增生和假小胆管形成，但胆小管无破坏性病变，肝细胞、库弗细胞内有胆色素沉积。常见药物：氯丙嗪及磺胺药。

③ 肝磷脂蓄积型：药物引起肝、脾中大量磷脂质沉积，光镜下见肝小叶内大量泡沫状细胞，内含磷脂质，无炎症反应及纤维化。常见药物：胺碘酮、哌克昔林（心舒宁）等。

④ 肿瘤型：长期服用雄激素或雌激素，可诱发肝腺瘤或肝癌。

⑤ 其他：长期口服避孕药可影响凝血机制，引起肝静脉血栓形成；乌拉坦和硫鸟嘌呤可引起肝小静脉闭塞，导致肝静脉阻塞综合征；长期使用甲睾类激素可引起肝实质内出血，导致紫斑性肝炎。

怎样诊断药物性肝病

由于药物性肝病的临床表现及实验室检查无特异性，因此常易被误诊或漏诊。在问诊时，应详细询问服药史、药物对肝脏有无损害、有无合并用药、服药疗程及其距出现肝损害的时间。另外，注意有无发热、皮疹、关节疼痛、嗜酸性粒细胞增多等过敏反应及心、肾等脏器的变化。有些药物，如水杨酸盐、巴比妥类可致无症状肝肿大，而肝功能正常或轻度异常，所以还应观察肝脏的大小、质地、压痛等，特别是用药期间的动态变化。

该病在诊断时要与急、慢性病毒性肝炎、阻塞性黄疸、肝硬化等肝胆系统疾病相鉴别。肝脏活组织检查见门静脉区炎症，并有大量嗜酸性细胞浸润及胆汁淤积时有助该病诊断。有人认为，在肝病恢复后做皮肤药物过敏试验来协助诊断，也有人建议，用小剂量相关药物做激发试验，但其阳性率仅 40%～60%。有些药物在重复给药时需较长时间才出现肝脏损害，因此激发试验阴性也不能排除药物性肝病。激发试验有时易诱发严重的肝损害，有一定危险性，一般不轻易采用。

药物性肝病的诊断标准可归纳如下：

① 有一定的潜伏期：多在用药后 1～4 周内出现肝损害表现，也可在服药后数月出现症状，少数其潜伏期可更长。

② 初发症状可有发热、皮疹、瘙痒等皮肤过敏现象。

③ 血常规检查示嗜酸性粒细胞大于 6%。

④ 有肝实质细胞损害或肝内胆汁淤积的病理及临床表现。

⑤ 淋巴细胞转化试验或巨噬细胞移动抑制试验阳性。

⑥ 肝炎病毒学检查：HBsAg、抗 HBc、HBeAg、抗 HAV、抗 HCV、HDV 和 HEV 均阴性。

⑦ 再次给予相同药物，又可发生肝损。

具备上述第①条再加②至⑦条中的任何两条，即可考虑为药物性肝病。

药物性胆汁淤积与急性淤胆型肝炎应怎样鉴别

很多药物都可引起肝内胆汁淤积。根据其发病机制和临床病理特点可分为两大类：一类为伴发炎症反应的急性肝内胆汁淤积，以氯丙嗪为代表。黄疸的发生与药物的剂量大小无关，通常在用药 1～4 周后出现，同时可伴有发热、皮疹、关节痛、血中嗜酸性粒细胞增多等过敏表现。过敏症状最突出时正是肝损害严重阶段。其他药物还有氯磺丙脲、硫氧嘧啶、甲巯咪唑（他巴唑）、磺胺类药物等。另一类不伴有炎症反应，肝功能损害与用药剂量有关，主要见于甲基睾丸酮、口服避孕药等。

下列几点有助于药物性胆汁淤积的诊断：

① 用药史和潜伏期，以及停药后肝功能很快恢复，而再次应用又会发生肝功能损害。

② 肝炎病毒学指标阴性。

③ 动态肝功能检查，胆红素首先升高达到高峰，其次为碱性磷酸酶和转氨酶（ALT，AST）。

急性淤胆型肝炎转氨酶在早期即迅速升高，上升的高峰依次为转氨酶（ALT，AST）、碱性磷酸酶、胆红素。

肝组织活检对两者的鉴别有一定帮助。

自身免疫性肝炎有哪些临床表现

该病是一种特殊类型的肝脏炎性反应，病因不明确，现认为可能与免疫调节障碍有关，尤其是组织相容性抗原 HLA – B$_8$ 与该病有一定相关性。

自身免疫性肝炎主要见于女性，男女患者比例为 1：4~6。发病的高峰在 18~29 岁，第二个高峰在 40~46 岁。起病大多隐匿或缓慢，少数可呈急性肝炎起病。临床表现与慢性乙型肝炎相似，但有更多的肝外及全身表现，如关节酸痛、低热、乏力、皮疹、闭经等，后期常发展成肝硬化。黄疸可有可无，即使有也多是间歇性出现。

实验室检查见该病的肝功能改变与慢性乙型肝炎类似，但其典型的表现是多克隆性高丙种球蛋白血症，以 IgG 增高最明显。

自身免疫性肝炎有哪些类型

自身免疫性肝炎（AIH），根据血清免疫学检查，分型如下：

1型：以ANA和（或）SMA阳性为特征，SMA可能是小儿病人1型AIH的唯一标志。最常见，约占80%，大部分为40岁以下女性。多数病人对免疫抑制剂的治疗效果好。

2型：特征为抗LKM1和（或）抗LC1阳性，仅约4%可检测出ANA和（或）SMA。儿童多见，此型约占AIH的4%。可快速进展为肝硬化，复发率高，对糖皮质激素的治疗效果较差。

3型：特征为抗-SLA及抗-LP阳性。激素治疗反应与1型相似。在ANA、SMA和抗LKM1自身抗体阴性病人中，抗-SLA/LP可能是唯一的标志。

小部分AIH病人自身抗体阴性，可能存在目前尚不能检出的自身抗体，有人称之为Ⅳ型。Ⅳ型AIH与慢性隐源性肝病的区别是：前者对糖皮质激素治疗有效，而后者多无效。

有些病人AIH可与其他自身免疫性肝病，如原发性胆汁性肝硬化、原发性硬化性胆管炎等并存，称为重叠综合征（overlap syndrome）。

自身免疫性肝炎有哪些肝外表现

半数以上的自身免疫性肝炎可伴有其他器官表现：

① 关节改变：多为侵犯大关节的反复发作的对称性、游走性关节炎，伴疼痛及僵直，但很少出现局部肿胀和关节畸形。

② 皮肤改变：可出现荨麻疹、变态反应性血管炎以及炎性丘疹、皮下出血等。

③ 血液系统改变：轻至中度贫血、白细胞减少与血小板减少症。

④ 肾脏病变：可为肾小球肾炎、肾盂肾炎、肾硬化等病变，并出现蛋白尿、内生肌酐清除率（CCr）下降、肾小管性酸中毒。肾活检可见肾小球内有免疫球蛋白沉淀。

⑤ 肺部病变：可为胸膜炎、纤维性肺泡炎和间质性肺炎等。

⑥ 其他：有桥本甲状腺炎、黏液性水肿、甲状腺功能亢进、干燥综合征和溃疡性结肠炎等。

肝囊肿是怎么一回事

肝囊肿分为寄生虫性和非寄生虫性。通常所说的肝囊肿一般是指非寄生虫性肝囊肿。非寄生虫性肝囊肿，包括先天性和后天性两大类。先天性最常见，系肝内小胆管发育障碍所致。后天性肝囊肿主要继发于创伤或炎症感染，较少见，且一般多有明确的病因和病史。

肝囊肿可以单发，也可以多个。如果不出现并发症，肝囊肿一般生长十分缓慢，可以长期或终生无任何症状。只是在检查时才被发现。由于 B 超操作简便、准确性高、且为无创伤性，常用作肝囊肿的首选检查方法。

什么是肝豆状核变性

肝豆状核变性，又称 Wilson 病，是一种常染色体隐性遗传的铜代谢障碍疾病，因铜转运 P 型 ATP 酶功能减弱或丧失，引起铜蓝蛋白合成减少及胆道排铜障碍，蓄积于体内的铜离子在肝、脑、肾、角膜等处沉积，引起进行性加重的肝损、肝硬化、椎体外系症状、精神症状、肾损害及角膜色素环（K－F环）等。多为青少年起病，铜代谢相关生化检查异常，可提示该病诊断。该病致残率及致死率均较高，但又是先天性遗传病中少数可治性疾病之一，如早期诊断、治疗可控制病情进展，晚期治疗基本无效。以驱铜药物为主的综合治疗是目前治疗的主要方法。较常用的药物有 D－青霉胺（D－penicillamine）、曲恩汀（Trientine）和锌制剂等。

怎样诊断血色病

血色病属于遗传代谢性肝病的一种。由于机体对铁的吸收异常增加，在体内过度沉积，最终可导致肝硬化、肝细胞癌、糖尿病、心脏病等致命并发症。其常见症状为乏力、右上腹痛、关节痛，还可有心衰或糖尿病症状。体检可发现肝大、慢性肝病肝外表现、睾丸萎缩、皮肤色素沉着等。

如症状体征或家族史提示血色病的病人，应联合检测转铁蛋白饱和度和铁蛋白，如存在转铁蛋白饱和度大于 45% 或铁蛋白超正常值上限，应进行 HFE 基因型变异分析以明确诊断。此外，一些可引起继发铁过度沉积的疾病，如慢性溶血性贫血、红细胞生成障碍综合征、胃肠外铁超负荷等，也可引起类似血色病的临床表现。

什么是肝纤维化

肝纤维化是各种原因所致慢性肝病向肝硬化发展的必经阶段,表现为结缔组织增生和细胞外基质成分(ECM)的大量沉积,病变主要集中在汇管区并且无假小叶形成。肝纤维化是肝硬化的前期病变,是对肝脏损伤的一种代偿反应。一般认为肝纤维化是可以逆转的,而肝硬化则为不可逆转性病变。肝硬化时增生的纤维结缔组织自汇管区－肝小叶中央静脉延伸扩展,包绕再生结节或将肝小叶重新分隔,改建为假小叶,使正常肝小叶结构消失或破坏。有的假小叶由几个不完整的肝小叶构成,内含 2~3 个中央静脉或 1 个偏在边缘部的中央静脉,甚至没有中央静脉。由肝细胞再生结节构成的假小叶,肝细胞的排列和血窦的分布极不规则。假小叶形成是肝硬化的典型病理学改变。

什么叫假小叶

肝硬化时,肝细胞弥散性变性坏死,纤维组织增生和肝细胞结节状再生,导致肝小叶结构和血液循环途径逐渐被改造,显微镜下可见正常肝小叶被广泛增生的纤维组织分割包绕成大小不等,圆形或椭圆形肝细胞团,即假小叶。假小叶中肝细胞索排列紊乱,小叶中央静脉缺如、偏位或有两个以上,有时还可见被包绕进来的汇管区。

引起肝硬化有哪些原因

肝硬化是由一种或几种病因长期反复作用引起的慢

性、进行性、弥散性肝病。病理组织学表现为广泛肝细胞变性坏死，同时肝细胞结节性再生，结缔组织弥散性增生形成纤维隔，使正常肝小叶结构遭到破坏，形成假小叶。肝脏逐渐变形，质地变硬。

　　肝硬化是消化系统的常见疾病。引起肝硬化的病因很多，可以分为以下几类：a. 病毒性肝炎：在我国以病毒性肝炎所致肝硬化为主，特别是乙型、丙型及乙型与丁型肝炎病毒重叠感染，经过慢性肝炎、尤其是慢性活动性肝炎阶段发展成为肝硬化。而甲型和戊型病毒性肝炎一般不发展为肝硬化。丙型肝炎较乙型肝炎更容易呈慢性化，造成持续性感染，引起肝硬化的危险性也相对较大。丁型肝炎病毒与乙型肝炎病毒重叠感染或混合感染则能进一步加重肝脏损害，加速肝硬化发生。b. 日本血吸虫病：多见于我国南方地区。感染血吸虫后，虫卵沉积于汇管区，引起门静脉区炎症，刺激结缔组织大量增生，形成肝纤维化，但不伴有肝细胞坏死与假小叶形成，因此严格地讲应称为血吸虫病性肝纤维化。c. 乙醇中毒：长期大量饮酒（每日摄入乙醇80毫升，10年以上），由于乙醇的代谢产物，如乙醛等的毒性作用使肝细胞变性、坏死，最后发展为肝硬化。d. 胆汁淤积：持续肝外胆管阻塞或肝内淤胆可引起胆汁性肝硬化。其中原因不明的肝内胆汁淤积引起者，称为原发性胆汁性肝硬化。e. 肝淤血：慢性心功能不全（特别是右心功能不全）、缩窄性心包炎、肝静脉和下腔静脉阻塞致肝脏长期淤血，肝细胞因缺氧而变性、坏死，结缔组织增生，形成肝硬化。由心脏疾病引起者又称为心源性肝硬化。f. 药物或化学毒物：许多药物对肝脏有毒性作用，长期服用可导致药物性肝炎，常用的有双醋酚汀、甲基多巴等。一些化学毒物，如四氯化碳（CCl_4）、砷、磷等可引起中毒性肝炎，长期接触可发展成肝硬化。g. 遗传和代谢性疾病：较少见。如肝豆状核变性（Wilson 病）、血色病、α_1－抗胰蛋白酶缺乏、糖原累积病、半乳糖血症等。h. 营养不良：严重营养障碍包括食物中缺乏或因吸收不良而引起者，由于蛋白质、纤维素长期缺乏引起肝细胞脂肪变性和坏死，并降低肝细胞对其他致病因素的抵抗力。i. 其他：脂肪肝因脂肪性肝炎也可引起肝硬化。还有少部分原因不明，称为隐源性肝硬化。

肝硬化病理可分哪几类

　　肝硬化是由多种病因引起的慢性进行性肝病，其特点是广泛的肝细胞反复发生变性、坏死、纤维组织增生和肝细胞结节状再生，导致肝小叶正常结构破坏，假小叶形成，肝脏逐渐变形、变硬而形成肝硬化。

　　目前，多以 1974 年国际肝胆会议所确定的病理分类方法，按结节大小、形态分为 4 型：

　　① 小结节性：结节直径较小，一般在 0.5 厘米以下，最大不超过 1 厘米。假小叶大小一致，纤维隔较细，该型肝硬化最多见。

　　② 大结节性：再生结节较大，一般在 1~5 厘米之间，因肝细胞坏死区大小不等，结节多大小不一，大者可超过 8 厘米。假小叶大小不等，纤维隔宽窄不一，相当于坏死后肝硬化。

　　③ 大小结节混合性肝硬化：大小结节混合存在，两者比例大致相等，该型肝硬化也较多见。

　　④ 不完全分隔性肝硬化：纤维增生明显，向小叶内延伸，但肝小叶并不完全被分隔，纤维组织包绕多个肝小叶，形成较大的多小叶结节，结节增生不显著。因无假小叶，又

称再生结节不明显性肝硬化。在我国主要见于血吸虫病，现已改称为血吸虫性肝纤维化或晚期血吸虫病。

肝硬化有哪些并发症

肝硬化常见的并发症有：

① 上消化道出血：是最常见的并发症，可由食管－胃底静脉曲张破裂、门静脉高压性胃病或消化性溃疡等引起。若诱发肝性脑病或失血性休克，病死率很高。

② 肝性脑病：病人出现不同程度的意识障碍及脑电图改变，是最严重的并发症之一，病死率甚高。

③ 感染：肝硬化病人抵抗力差，易发生呼吸道和胆道感染、败血症及自发性腹膜炎等。

④ 功能性肾衰竭：又名肝肾综合征。主要由于肝硬化失代偿期大量腹腔积液致使有效循环血量不足，肾小球滤过率降低引起，但肾脏无明显病理改变。

⑤ 原发性肝癌：大结节及大小结节混合性肝硬化病人易发生原发性肝癌。如短期内出现肝区疼痛、肝肿大、消瘦及腹腔积液转为血性，应警惕有此并发症。

⑥ 电解质、酸碱平衡紊乱：可由病人长期纳差、进食少、恶心、呕吐、腹泻及大量使用利尿剂等所致。临床上常见低钠血症、低钾低氯血症和代谢性碱中毒，后两者易诱发肝性脑病。

肝硬化病人为何易出血

肝硬化病人有出血倾向，表现为牙龈出血，鼻出血，皮肤紫癜和消化道出血，女性月经期延长、月经量增多等。其

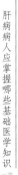

原因主要有以下几个方面：

① 凝血因子减少：凝血因子 Ⅱ（即凝血酶原）、Ⅶ、Ⅸ、Ⅹ 都是由肝细胞合成的，由于肝功能减退，上述凝血因子的合成减少，致使凝血功能降低。临床上常根据凝血酶原时间或凝血酶原活动度作为评价肝功能的指标之一。

② 脾功能亢进：肝硬化时常有脾脏肿大，使血细胞破坏增加，尤以血小板减少出现较早和显著，同时血小板功能也下降，从而使止血作用降低。

其他还有肝硬化病人毛细血管脆性增加，抗凝物质增多，维生素 K 利用障碍等。随着肝病发展和加重，出血倾向越明显。

肝硬化病人为何易发生胆结石

肝硬化病人胆结石的发生率明显增加，尤其是胆红素结石多见。肝硬化病人胆汁中的胆固醇含量很少，可能是由于肝脏摄取和合成胆固醇减少，使胆汁中的胆固醇处于不饱和状态，不易形成胆固醇结石。

肝硬化时胆汁酸合成减少，并且与肝病的严重程度相关，同时由于门 - 体静脉侧支循环建立与开放，胆汁酸不再局限于肠肝循环，导致胆汁酸分布异常，血中胆汁酸水平升高。胆汁酸减少有利于胆红素结石形成。

肝硬化病人抵抗力差，容易发生感染。炎症使胆汁酸化，pH 降低，有利于胆红素钙形成。炎症组织的脱落细胞以及细菌团块成为结石核心，胆红素钙、胆固醇结晶沉积在核心表面，不断增大，逐渐形成结石。

雌激素抑制胆汁分泌和胆囊排空。肝硬化病人由于雌激素在肝脏灭活减少,使雌激素水平升高,可能是容易发生胆结石的重要原因之一。

肝硬化时为何会出现胸腔积液

部分肝硬化病人可出现胸腔积液,以右侧多见,双侧次之,单纯左侧少见。其中绝大多数是伴随腹腔积液而出现的,偶尔可仅有胸腔积液却并无腹腔积液。胸腔积液的产生与下列因素有关:a. 腹腔积液通过横膈肌小孔或裂隙进入胸腔。b. 肝淋巴回流量增加,经横膈淋巴管引流至纵隔,影响胸膜淋巴回流,淋巴液外溢形成胸腔积液。c. 门静脉高压,侧支循环开放,奇静脉和半奇静脉血流量增加,使胸腔静脉压力增高。d. 低蛋白血症,组织液生成增多。

肝硬化腹腔积液形成有哪些机制

腹腔积液是肝硬化失代偿期最突出的临床表现之一。其形成机制涉及多种因素:a. 门静脉压力增高:腹腔内脏血管床静脉压随之增高,使组织液生成增多,回流减少,渗漏入腹腔。b. 低白蛋白血症:血浆白蛋白主要由肝细胞合成,肝硬化时白蛋白的合成显著减少。当白蛋白低于30克/升时,血浆胶体渗透压降低,血浆外渗。c. 肝淋巴液漏出:肝硬化时肝内结缔组织增生及再生结节等压迫肝静脉,使肝静脉回流受阻,肝窦内压力增高,致血浆自肝窦壁渗入窦旁间隙,淋巴液生成大量增多,超过引流能力后从肝包膜和肝门处漏入腹腔,形成腹腔积液。d. 继发性醛固酮增多和抗利尿激素分泌,使肾小管重吸收钠、水增加,引起水钠潴留。e. 血管活性物质的作用:腹腔积液形成后,由于有效循环血量不足,肾素－血管紧张素系统活性增高,前列腺素和激肽释放酶－缓激肽系统活性降低,进一步使肾血流量减少,钠水排出减少。

总之,肝硬化腹腔积液的形成是由多种因素综合作用的结果,只是在不同阶段各个因素的作用有所侧重,其中肝功能不全和门静脉高压则贯穿整个过程。

肝硬化腹腔积液属于哪一种腹腔积液

腹腔积液根据产生的原因和性质不同,可分为漏出液和渗出液两大类。漏出液指非炎性积液,而渗出液为炎性积液,常见于细菌感染、结核、结缔组织疾病以及恶性肿瘤腹膜转移等。区别漏出液和渗出液对于疾病的诊断和治疗都具有十分重要的意义。两者的鉴别要点如下表所示:

项 目	漏出液	渗出液
外观	澄清	浑浊
蛋白含量	小于 25 克/升	大于 30 克/升
比重	小于 1.018	大于 1.018
白细胞数	小于 0.1×10^9/升	大于 0.5×10^9/升
凝固	不凝固	可自凝
细菌	无	常有

肝硬化腹腔积液为漏出液,如果合并自发性腹膜炎则呈渗出液。

肝硬化病人为何会出现脾功能亢进

肝硬化时,由于纤维组织增生和再生的肝细胞结节挤压肝小叶内的肝窦,使其变窄或闭塞使门静脉血流受阻,压力随之升高。血吸虫性肝纤维化则因血吸虫卵沉积于汇管区门静脉小分支内,使管腔狭窄以及周围肉芽肿性反应,致使门静脉压力升高。门静脉主干由肠系膜上静脉和脾静脉汇合而成。门静脉血流受阻,使脾脏淤血肿大,长期的脾窦淤血,引起脾内纤维组织增生和脾髓细胞再生,导致血细胞在脾脏的破坏增加,形成脾功能亢进。表现为白细胞和血小板计数减少,严重时红细胞计数也降低,出现贫血。脾肿大越明显,贫血程度越重。巨型脾肿大合并明显的脾功能亢进在血吸虫性肝纤维化中尤为多见。

门静脉系统与腔静脉系统之间有哪些交通支

当门静脉压力升高,超过 1.96 千帕(14 毫米汞柱)时,就会使通过门静脉回流的血液受阻,导致门静脉系统与腔静脉系统之间交通支开放,建立门 – 体侧支循环。重要的交通支主要包括:a. 胃底、食管下段交通支:系胃冠状静脉、胃短静脉通过食管胃底静脉与奇静脉、半奇静脉沟通,将门静脉血流引入上腔静脉。b. 直肠下端、肛管交通支:由门静脉系的肠系膜下静脉、直肠上静脉与下腔静脉系的直肠下静脉肛管静脉形成侧支循环,有时扩张形成痔核。c. 前腹壁交通支(脐静脉交通支):脐静脉重新开放,经副脐静脉、腹上深静脉、腹下深静脉交通分别流入上、下腔静脉。在脐周和腹壁可见迂曲的静脉,以脐为中心向上及向下腹延伸,外观呈水母头状。d. 腹壁后交通支:在腹膜后,有许多肠系膜上、下静脉分支与下腔静脉分支相互吻合。

何谓门静脉高压症

门静脉的正常压力在 0.67~1.33 千帕(5~10 毫米汞柱)之间,当门静脉系统阻力增加和门静脉血流增多,导致门静脉及其属支内静脉压升高,超过正常范围时,称为门静脉高压症。

门静脉高压症的病因及分类方法很多。根据其受累部位可分为:a.肝前性门静脉高压,见于门静脉血栓形成、脾动静脉瘘、脾静脉血栓形成等,使门静脉血流受阻和门静脉血流增加的疾病,此时门静脉压显著增高而肝静脉压正常。b.肝性门静脉高压是最常见的一种类型,又可分为窦前性门静脉高压,如血吸虫性肝纤维化;窦性门静脉高压,如肝炎肝硬化、酒精性肝硬化等;窦后性门静脉高压,如肝内肝静脉血栓形成、肝内小静脉栓塞病等。c.肝后性门静脉高压,如巴德－希阿里(Budd－Chiari)综合征、缩窄性心包炎、严重心力衰竭等。

门静脉高压的临床表现主要有脾肿大、腹腔积液、侧支循环的建立、门静脉高压性胃病 4 大表现。其中最具有诊断意义的是侧支循环的建立。

脾脏因长期淤血而肿大,多为轻、中度肿大,严重者可达脐下。早期肿大的脾脏质地软、可活动。晚期则由于纤维组织增生,脾脏变硬,且与周围组织粘连致活动度减小。脾肿大常并发不同程度的脾功能亢进,表现为外周血白细胞、血小板、红细胞减少。

腹腔积液是多种因素共同作用的结果,但门静脉高压是贯穿腹腔积液形成全过程的一个重要因素。腹腔积液出现前常有肠内胀气,病人感腹胀、食欲减退;大量腹腔积液时,病人行走困难,若横膈显著升高时,可出现呼吸困难、心悸,直立位时感下腹饱满，仰卧位时腹膨隆呈蛙腹状，腹壁皮肤绷紧发亮，有时还可发生脐疝。部分病人可伴发胸腔积液，多位于右侧，是腹腔积液通过膈淋巴管或横膈裂隙进入胸腔所致。

门静脉压力升高超过1.96千帕（14毫米汞柱）时，门静脉系统血液经肝回流受阻，导致门静脉与腔静脉之间的侧支循环开放。常见的侧支循环有：a. 食管－胃底静脉曲张：曲张静脉破裂可发生上消化道大出血。b. 腹壁静脉曲张：可见自脐向四周放射的一簇曲张静脉，形状如水母头。c. 痔静脉扩张形成痔核：破裂时易引起便血。

门静脉高压时，胃黏膜长期淤血致水肿、糜烂，称门静脉高压性胃黏膜病变。近年来由于急诊胃镜的开展，人们对门静脉高压性胃黏膜病变有了进一步的认识，并发现肝硬化伴上消化道出血的病人，约半数是由于该病与消化性溃疡所致。

肝硬化时为何会出现门静脉高压症

在我国，肝炎肝硬化居于首位，它引起门静脉高压的原因是由于肝小叶内肝细胞广泛变性坏死，肝细胞结节性再生及纤维组织增生，挤压肝窦和小叶下静脉使其狭窄或闭塞。这样，门静脉血流因肝窦和窦后的阻塞而回流受阻，压力随之升高。其次，位于小叶间汇管区的肝动脉小分支和门静脉小分支之间有许多交通支，平时不开放，当肝窦变窄、阻塞时，即大量开放，压力高的肝动脉血流返流入压力低的门静脉内，从而进一步增加门静脉压力。

我国另一种较为常见的血吸虫病性肝纤维化，其门静脉高压形成的机制与肝炎后肝硬化不同。血吸虫卵直接沉积于汇管区小静脉内，周围发生炎性反应，使管腔变窄，影响门静脉血流,导致门静脉压力升高。

肝硬化病人出现上消化道出血都是由食管静脉曲张破裂引起的吗

肝硬化时因门静脉高压导致侧支循环的建立和开放,其中以食管胃底静脉曲张最为重要。由于曲张静脉张力过高,血管壁薄,因此很容易破裂引起大出血。来势凶猛,病人出血量大,以呕血为主,甚至喷涌而出。因血液在胃内停留时间很短或未经胃酸作用,呈鲜红色。如果不及时抢救,常危及生命。

但是,也有部分肝硬化病人上消化道出血并非食管静脉曲张破裂所致,而是由于门静脉高压性胃病、胃黏膜糜烂出血或消化性溃疡、返流性食管炎等引起的。其出血情况相对缓和一些,出血量也较少。食管静脉曲张破裂出血与其他原因所引起的出血在处理上不完全相同,及时作出正确鉴别十分重要。

何谓门静脉高压性胃病

门静脉高压性胃病特指门静脉高压病人胃黏膜出现的一类特殊病变。内镜下表现为黏膜斑片状充血,呈马赛克(mosaic)样镶嵌于胃黏膜中,又称为蛇皮状改变,以胃底部较为显著和多见,也可累及全胃。轻者仅为淡红色细斑点或猩红热样疹,或黏膜条索状发红,重者可见散在的樱桃红斑点或弥散性出血点。与其他胃炎不同,胃黏膜组织内无明显炎症,而伴有黏膜和黏膜下的血管扩张、扭曲和不规则。门静脉高压性胃病的特征性变化多见于胃底部。在食管静脉曲张注射硬化剂治疗后,更容易发生门静脉高压性胃病。

门静脉高压性胃病的临床表现主要为消化道出血:包括大便隐血试验阳性、柏油样便,甚至大出血,以及由此而引起的失血性贫血。

什么叫肝性脑病

肝性脑病过去又称为肝昏迷,是由严重肝病引起的,以代谢紊乱为基础、中枢神经系统功能失调为主要表现的综合征。急性肝性脑病常见于重型病毒性肝炎、中毒性肝炎和药物性肝病引起的急性肝功能衰竭。而临床上大部分肝性脑病则是由各种原因所致的肝硬化,因慢性肝功能衰竭和门体静脉分流引起的肝性脑病。

关于肝性脑病的发病机制有许多学说,以氨中毒的理论研究最多,且确实有据。血氨主要来自肠道、肾和骨骼肌生成的氨,清除血氨的主要途径为:a. 合成尿素,绝大部分来自肠道的氨在肝中经鸟氨酸循环转变为尿素。b. 脑、肝、肾等组织利用氨合成谷氨酸和谷氨酰胺(α – 酮戊二酸 + NH_3→谷氨酸,谷氨酸 + NH_3→谷氨酰胺)。c. 从肾脏排泄。d. 血氨过高时,从肺部呼出少量。在肝功能衰竭时,肝脏将氨合成为尿素的能力减退,门体静脉分流存在时,从肠道吸收的氨未经肝脏解毒而直接进入体循环,使血氨升高。脑细胞对氨极敏感,一般认为氨对大脑的毒性作用是干扰脑的能量代谢,使大脑的能量供应不足,以致不能维持正常功能。此外,氨、硫醇和短链脂肪酸对中枢神经系统的协同毒性作用,在肝性脑病的发生中可能具有重要地位。甲基硫醇是蛋氨酸在胃肠道内被细菌代谢的产物,短链脂肪酸主要是戊酸、己酸和辛酸,是长链脂肪酸被细菌分解后形成的,能诱发实验性肝性脑病,在肝性脑病病人的血浆和脑脊液中也明显升高。

假性神经递质学说认为,由于肝功能衰竭不能清除在肠道生成的酪胺和苯乙胺,使其进入脑组织后转化为β－羟酪胺和苯乙醇胺。后两者的化学结构与正常神经递质去甲肾上腺素相似,但不能传递神经冲动或作用很弱,因此称为假性神经递质。假性神经递质的理论还未得到完全证实。

近年来,γ－氨基丁酸(GABA)在肝性脑病发生中的作用受到了重视。γ－氨基丁酸是一种抑制性神经递质,由肠道细菌产生。在门体静脉分流和肝衰竭时,通过体循环进入脑组织,引起中枢神经系统功能抑制。

其他,还有氨基酸代谢不平衡学说。肝硬化失代偿病人血浆芳香族氨基酸增多而支链氨基酸减少,两者之间竞争性地通过血脑屏障进入大脑与谷氨酰胺交换;支链氨基酸减少,使进入脑中的芳香氨基酸增多,后者进一步可形成假性神经递质。

肝性脑病有哪些常见诱因

病毒性肝炎、药物性或中毒性肝细胞大量坏死导致的急性或亚急性肝性脑病常无明确诱因,而肝硬化或门体分流后的病人,约半数病例可找到诱因。常见的诱因如下:

① 上消化道出血:尤其是食管胃底静脉曲张破裂出血,是肝硬化最多见的并发症之一,也是慢性肝性脑病最常见的诱因。出血原因还可因糜烂性胃炎或消化性溃疡所致,少数可因贲门黏膜撕裂而出血。血液中富含蛋白质,每100毫升血液约含20克蛋白质,在肠道细菌的作用下分解

产生大量氨,其次大出血时,血容量不足可致肾功能减退,氮质血症可使弥散至肠内尿素增多,在肠道细菌的作用下分解为氨;失血时肝脏缺血、肝功能进一步受损,使尿素合成能力降低,血氨升高,诱发肝性脑病发生。

② 感染:肝病病人单核－巨噬细胞系统及免疫功能低下,易发生感染及内毒素血症,如自发性腹膜炎、呼吸系统及泌尿系统感染等。感染不仅使组织分解代谢旺盛,增加血氨生成,而且还加重肝实质的损害。高热时脑缺氧,使脑组织对氨及其他毒物耐受力降低。

③ 电解质紊乱及酸碱失衡:可由大量使用利尿剂、放腹腔积液、恶心、呕吐、腹泻、进食少等引起。最常见的是低钾性碱中毒,此时氨以游离型氨(NH_3)存在,易从肠道吸收并可通过血脑屏障,弥散至脑组织,产生肝性脑病。

④ 高蛋白饮食:慢性肝病伴明显门体分流的病人,对蛋白质饮食尤其是肉类蛋白耐受性差,大量进食蛋白质,加重肝的负担、增加氨及含氮毒物的来源。

⑤ 安眠镇静药及麻醉药:吗啡、巴比妥等药物可抑制大脑和呼吸中枢,引起缺氧,加重肝、肾、脑的损伤。

⑥ 其他:便秘可致结肠中产氨增加;手术创伤可加重肝脏负担;输注库血因含氨较高等均能诱发肝性脑病。

血氨是怎样产生的

体内氨的来源主要有 3 个:a. 机体各组织器官中氨基酸分解代谢产生的氨,它是氨的主要来源。b. 肾小管上皮细胞分泌的氨(由谷氨酰胺在谷氨酰胺酶的催化下水解成谷氨酸与氨)。c. 消化道吸收的氨,它可由肠道中未被吸收的氨基酸、小肽及蛋白质受大肠埃希菌的作用,发生腐败产生;也可由血液中尿素扩散入肠道，在大肠埃希菌尿素酶的作用下生成。

血氨在体内是怎样代谢的

体内代谢产生的氨与肠道吸收的氨进入血液，形成血氨。氨（NH_3）有毒性，进入脑组织能影响中枢系统能量代谢。肝脏可将氨转变为无毒的尿素，继而经肾脏排出。正常人血氨浓度小于 0.60 微摩/升（0.1 毫克/100 毫升），严重肝病病人，尿素合成能力降低，血氨浓度增高，与肝性脑病的发生有关。

血氨与谷氨酸合成谷氨酰胺，与丙酮酸合成丙氨酸，并以谷氨酰胺、丙氨酸两种形式运输至肝脏。尿素在肝内的合成过程称"鸟氨酸循环"。可分为以下 4 步：a. 组织代谢产生的 NH_3 与 CO_2 在肝细胞线粒体中氨基甲酰磷酸合成酶Ⅰ催化下生成氨基甲酰磷酸。b. 氨基甲酰磷酸在线粒体内鸟氨酸氨基甲酰转移酶催化下生成瓜氨酸。c. 瓜氨酸转运至线粒体外，在胞浆中经精氨酸代琥珀酸合成酶与精氨酸代琥珀酸裂解酶作用下生成精氨酸。d. 精氨酸在精氨酸酶作用下生成尿素和鸟氨酸，鸟氨酸再进入线粒体参与瓜氨酸合成。如此反复，完成尿素循环。

什么叫肝肾综合征

现代研究发现，肝硬化晚期病人的功能性肾功能衰竭可分两种类型：一类病情较轻，是主要由循环充盈不足引起的经常性可逆性的肾前性肾衰，常见于出血、心衰等。另一类病情较重，其病理生理学特点虽类似传统的肾前性肾衰，但纠正容量不足后病情不能改善，目前所说的肝肾综合征，即特指这一类原因未明的肝病晚期发生的肾前性肾衰。它的特征是肾血管显著收缩，但不伴有器质性的肾组织损伤和肾小管功能障碍，临床表现为自发性少尿或无尿、氮质血症、稀释性低钠血症和低尿钠。

肝硬化病人发生肝肾综合征前，肾小球滤过率及浓缩功能尚正常，常有诱因如过度利尿或放腹腔积液、上消化道出血、腹腔积液感染或其他感染、肝性脑病等。其发病机制至今仍不十分清楚，现认为可能与以下因素有关：a. 肾素－血管紧张素Ⅱ系统活性增高：可由肝硬化失代偿时肾素灭活能力减退及肾灌流量降低或有效血容量减少而激活所致。血管紧张素增高引起肾血管收缩，肾小球滤过率减低。此外，肝肾综合征病人存在周围动脉过度扩张使得循环血量不足，并激活内源性缩血管神经系统，从而导致肝肾综合征的病理生理学基础－肾血管收缩的发生。最新研究进展发现，周围动脉扩张主要发生于内脏血管床，以及改善心输出量并不能阻止血液淤滞在内脏血管床引起的有效循环血量不足。b. 肾脏前列腺素（PGs）合成减少，血栓素（TXA_2）增加：前者有扩张肾血管和增加肾血流量的作用，而后者作用相反。吲哚美辛（消炎痛）能抑制肾脏前列腺素合成，减少肾小球滤过率（GFR）。因此，为防止肝硬化病人发生氮质血症，应慎用非类固醇消炎镇痛剂。c. 内毒素血症：近年来，不少学者报道肝肾综合征时，内毒素血症发生率很高，可达41％~84％，而且内毒素血症的程度与肾衰程度有明显关系：内毒素可引起肾脏入球小动脉收缩，血管阻力增加，肾皮质缺血，肾小球滤过率下降而发生肾衰。d. 肝硬化病人白三烯 C_4、D_4、E_4 从胆汁中排泄发生障碍，转而由肾脏排泄，因而尿中浓度很高。健康人为0.3纳摩/升，肝硬化病人为0.8纳摩/升，肝肾综合征达7.8纳摩/升。白三烯能使肾血管收缩,肾血流量和肾小球滤过率降低。

国际腹腔积液研究小组于 2007 年提出,肝肾综合征的新诊断标准:a. 肝硬化腹腔积液。b. 血清肌酐水平 133 微摩/升;在停用利尿剂并用白蛋白扩容治疗至少两天以上,而血清肌酐水平不能降到 133 微摩/升以下。c. 无休克。d. 当前和近期无使用肾毒性药物的证据。e. 无肾实质病变证据,如尿蛋白每日大于 500 毫克,尿红细胞数大于 50 个每高倍视野或肾脏超声检查异常等。肝肾综合征包括两种临床类型,1 型肝肾综合征以急性肾衰为突出表现,肾功能迅速恶化,血清肌酐水平可在两周内倍增至 226 微摩/升以上。2 型肝肾综合征以顽固性腹腔积液为临床特点,肾功能缓慢减退,血清肌酐水平可升高至 113~226 微摩/升。

肝肾综合征怎样与急性肾衰竭相鉴别

肝肾综合征与其他原因引起的急性肾功能衰竭鉴别,见下表:

肝肾综合征与急性肾功能衰竭对比表

项　　目	肝肾综合征	急性肾功能衰竭
尿钠浓度	小于 10 毫摩/升	大于 30~40 毫摩/升
尿肌酐/血肌酐	大于 30	小于 10~20
尿渗透压	比血浆渗透压高	与血浆渗透压相等
尿沉渣	改变不明显	有红白细胞及管型
尿比重	大于 1.020	固定于 1.010~1.015
蛋白尿	少量蛋白尿	显著蛋白尿

自发性腹膜炎有哪些表现

自发性腹膜炎是指肝硬化病人腹腔内无脏器穿孔的腹膜急性细菌感染。据统计,3%~10%的肝硬化病人可发生自发性腹膜炎。其发生与以下因素有关:肝硬化病人肠道细菌过度生长,肠壁通透性增加,使细菌易发生移位产生菌血症;其次,长期肝病者营养不良,机体抵抗力差,且腹腔积液中有丰富的蛋白质、糖、电解质,是理想的细菌培养基可致细菌大量繁殖。此外,合并其他系统感染、免疫抑制剂、广谱抗生素的使用、菌群失调、频繁腹腔穿刺等均可成为该病的诱因。

自发性腹膜炎一般起病较急,主要表现为发热、腹痛、腹腔积液迅速增多、黄疸加深及有腹膜刺激征(即腹壁肌肉紧张、腹部压痛和反跳痛),严重者可出现中毒性休克。起病缓慢者仅有低热、腹胀或腹腔积液持续不退等症状。少数病人临床表现不典型,可在剧烈腹痛和发热后出现不易纠正的休克与肝性脑病。

肝硬化病人如有腹痛、腹腔积液进行性增长及难治性腹腔积液或发生休克、肝性脑病时,应做腹腔积液常规检查,如腹腔积液中性粒细胞大于 250×10^6/升,可诊断为自发性腹膜炎。此外,还可进行腹腔积液细菌培养、鲎试验检测内毒素,以帮助诊断及指导治疗。

肝硬化病人为何易继发细菌感染

虽然肝硬化病人血清免疫球蛋白含量不低,但常出现细胞免疫功能损害,容易发生细菌感染。

① 单核-巨噬细胞系统功能下降:肝硬化病人肝脏库弗细胞及单核-巨噬细胞的吞噬能力降低,不能及时有效清除进入门静脉循环及腹腔中的细菌和毒性物质。

② 补体、调理素活性下降:补体和调理素可增强吞噬细胞吞噬能力的作用,补体尚有趋化白细胞使其向炎症区聚集的作用。在肝硬化时这种非特异性免疫功能明显降低,易继发细菌感染。

③ 广谱抗生素及肾上腺皮质激素的应用:临床上长期大量使用广谱抗生素导致菌群失调或耐药菌株大量繁殖,均可造成难治性细菌感染。长期大剂量滥用肾上腺皮质激素,机体免疫功能遭到严重抑制,常引起致命性的细菌感染。

④ 各种介入性医疗操作:如腹腔穿刺、静脉穿刺、留置导尿管及补液管等,增加了感染机会。

患肝硬化内毒素血症 有哪些临床表现

内毒素的化学成分为脂多糖(LPS),存在于革兰阴性细菌的细胞壁内。当细胞死亡、细胞壁崩解后释放出来,故得名。但活菌也可以发泡形式释放内毒素。由于人体肠道内存在有大量革兰阴性细菌,因此,每日可产生一定量的内毒素。其中一部分经肠黏膜吸收,通过门静脉到达肝脏,被库弗细胞(Kupffer 细胞)摄取和清除,所以不会产生内毒素血症。肝硬化病人因门静脉高压,肠道淤血水肿,通透性增加,使肠源性内毒素吸收增多;而肝脏清除内毒素的功能减退,很容易导致内毒素血症。此外,肝硬化病人常有肠道菌群紊乱、细菌过度繁殖,内毒素生成增多;侧支循环的建立和开放,使一部分内毒素未经过肝脏解毒灭活直接进入体循环,均是造成内毒素血症的重要原因。肝硬化病人因抵抗力差,容易发生细菌感染,特别是革兰阴性细菌感染引起的菌血症或败血症,也是原因之一。

内毒素可直接作用于下丘脑体温调节中枢,或作用于白细胞使之释放内源性致热原,引起发热反应;直接损害肝细胞,同时通过单核－巨噬细胞系统释放细胞因子,进一步加重肝脏和其他脏器损伤;诱发播散性血管内凝血(DIC),引起或加重出血倾向;激活血管活性物质引起低血压或休克,并发急性肾功能衰竭(肝肾综合征);诱发或加重肝性脑病等。可见内毒素血症对机体的损害是多方面的。

关于内毒素的检测常用鲎血细胞溶解试验,但敏感性较低,并且容易出现假阳性。鲎血细胞基质显色试验大大提高了内毒素检测的敏感性和特异性,是较好的检测内毒素方法。放射免疫法敏感性较差,有待进一步改进。

内毒素血症的治疗,包括抑制肠道细菌、减少肠源性内毒素的生成和吸收,如清洁灌肠、口服主要作用于革兰阴性菌,且不易吸收的抗生素、口服乳果糖等。

怎样早期诊断肝硬化合并败血症

败血症是肝硬化病人最严重的继发感染,预后极差。因此早期诊断及治疗具有重要意义。当病人出现:a. 原因不明寒颤、高热、血白细胞数及中性粒细胞升高。b. 休克。c. 伴有自发性细菌性腹膜炎。d. 短期内黄疸迅速加深。e. 突然发生肝性脑病或消化道出血等情况中的任何一项,均应引起高度警惕。可抽血进行细菌培养和药敏试验。在未使用抗生素前抽血检查可提高阳性率。另外,因为在24小时内释放入血液中的细菌数量不同,所以在24小时内的不同时间反复抽血培养2~3次,最好其中一次选择寒颤高热时采血,此时血液内含菌量最多,可减少漏诊。对高度怀疑肝硬化合并败血症的病人,应立即选用广谱、高效抗生素进行治疗,不能等待培养结果出来后再用。

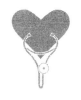

医生对肝病病人
会进行
哪些诊断治疗

姓名 Name ＿＿＿＿＿＿ 性别 Sex ＿＿＿ 年龄 Age ＿＿＿＿＿

住址 Address ＿＿＿＿＿＿＿＿＿＿＿＿＿＿＿＿＿＿＿

电话 Tel ＿＿＿＿＿＿＿＿＿＿＿＿＿＿＿＿＿＿＿＿＿

住院号 Hospitalization Number ＿＿＿＿＿＿＿＿＿＿＿

X 线号 X-ray Number ＿＿＿＿＿＿＿＿＿＿＿＿＿＿＿

CT 或 MRI 号 CT or MRI Number ＿＿＿＿＿＿＿＿＿

药物过敏史 History of Drug Allergy ＿＿＿＿＿＿＿＿

治疗病毒性肝炎
有哪些常用药物

目前,用于治疗病毒性肝炎的药物很多,根据其主要作用机制一般可分为以下几种:

① 抗病毒药物:主要有干扰素和核苷酸类似物两类。可抑制病毒的复制,用于病毒复制活跃的慢性乙型肝炎和慢性丙型肝炎病人,能促进病毒复制指标的阴转,是病毒性肝炎最为重要的治疗手段。新研制的聚乙二醇干扰素每周仅需注射一次,较普通干扰素更加方便。而核苷类似物则通过口服给药,常用的药有:拉米夫定、阿德福韦酯、恩替卡韦和替比夫定等。

② 保肝药:为数众多。效果较好的有还原型谷胱甘肽、甘草酸制剂、水飞蓟素、多烯磷脂酰胆碱、双环醇、联苯双酯、垂盆草五味子制剂等,均有较为明显的降低转氨酶作用,L-鸟氨酸-L-天冬氨酸除保肝外,还具有治疗肝性脑病的作用。熊去氧胆酸、S-腺苷蛋氨酸以及中药茵栀黄注射液、苦黄注射液等则以退黄疸见长。其他非特异性的保肝药物,还有维生素类(B族维生素、维生素 C、维生素 E、叶酸等),促进能量代谢的肌苷、辅酶 A(CoA)、1,6二磷酸果糖(FDP)等和促进肝脏解毒功能的葡萄糖醛酸内酯(肝泰乐),以及促进肝细胞再生的肝细胞生长因子等。

③ 免疫调节剂:包括免疫增强剂与免疫抑制剂两类。前者有胸腺肽、转移因子、左旋咪唑、辅酶 Q_{10} 等。后者如肾上腺皮质激素、硫唑嘌呤、6-巯基嘌呤等。免疫抑制剂仅适用于自身免疫为主的慢性肝炎,而对有病毒复制者应禁用或慎用。

临床上应结合病人的具体情况,选择应用。

保肝药用得越多越好吗

这是一个许多人都很容易产生的想法,恨不能将所有的保肝药都用上,希望快些把肝炎治好。事实上,很多药物都是在肝脏进行代谢的,药物用得过多,有时反而会加重肝脏负担,不利于肝炎的恢复。此外,一些药物虽然能够改善某些症状,如降低转氨酶,但并不一定伴随着病变的好转,而仅仅是非特异性降酶作用,在停药后会再度出现反跳。还有个别药物疗效并不确切。因此,保肝药并非越多越好,应以精简为宜,特别是应该避免同类药物重复使用。

治疗肝内胆汁淤积性黄疸有哪些药物

① 腺苷蛋氨酸:腺苷蛋氨酸是存在于人体内的一种生理活性物质,作为甲基供体和一些巯基化合物,如半胱氨酸、牛磺酸、谷胱甘肽和辅酶 A 等的前体分别参与体内转甲基作用与转硫基作用等重要的生化反应。研究证明其抗胆汁淤积机制主要与下列作用有关:a. 促进腺苷蛋氨酸依赖性质膜磷脂的合成,从而降低胆固醇/磷脂的比例,恢复细胞质膜的流动性。b. 克服转硫基反应障碍,增加巯基化合物合成,增强解毒功能。临床用于治疗由于肝病所致的肝内胆汁淤积和妊娠期肝内胆汁淤积。但对血氨增高的肝脏病人,需监测血氨水平或应慎用。对该药过敏禁用。

② 熊去氧胆酸(UDCA):UDCA 是胆汁的组成成分之一,属二羟胆酸类,具有较强的亲水性。胆汁淤积时,滞留

的疏水性胆汁酸,如鹅去氧胆酸、去氧胆酸、石胆酸等具有细胞毒作用,可引起肝细胞质膜损害。给予 UDCA,通过基膜稳定作用,从而保护肝细胞膜免受疏水性胆汁酸的破坏;UDCA 还能促进胆汁酸向胆小管排泌,发挥利胆作用。此外,UDCA 能竞争性抑制胆酸在回肠的重吸收,降低内源性胆汁酸的浓度。用于治疗原发性胆汁性肝硬化、原发性硬化性胆管炎、各种慢性肝病伴发的肝内胆汁淤积症及胆固醇结石、慢性丙型肝炎等的治疗。

③ 天冬氨酸钾镁:含有 L–天冬氨酸和一定量钾离子、镁离子。天冬氨酸钾镁除可降低血氨、用于治疗肝性脑病外,还具有消退黄疸、改善症状的作用。

④ 苯巴比妥:苯巴比妥能诱导 Y 蛋白和肝细胞微粒体内葡萄糖醛酸转移酶的合成及 Na^+-K^+-ATP 酶,促进胆红素的摄取、结合和胆汁酸的转运排泌,减轻肝内胆汁淤积。苯巴比妥 30~60 毫克口服,每日 3~4 次,共 1 周,可使胆红素浓度降低 50% 以上。

⑤ 肾上腺皮质激素:口服强的松 10~15 毫克,每日 3 次。若为肝内胆汁淤积,5~7 天后血清胆红素浓度可降低 40%~50% 以上。可用来鉴别肝内胆汁淤积和肝外阻塞性黄疸,但有假阳性。另外,对病毒性肝炎病人有可能增加病毒复制,应慎用。

⑥ 中药制剂:茵栀黄注射液为茵陈、栀子、黄芩提取物制成的注射液,具有清热、解毒、利湿、退黄之功效,用于黄疸型肝炎。茵栀黄注射液 10~20 毫升溶于 5% 或 10% 葡萄糖溶液 250~500 毫升,静脉滴注,每日 1 次。苦黄注射液含有从苦参、大黄、茵陈、柴胡、大青叶等中提取的有效成分,主要用于治疗黄疸型肝炎,具有利湿退黄、清热解毒的作用。

据报道,利福平也可以治疗慢性胆汁淤积,其机制尚不明了。

淤胆型肝炎治疗后有怎样的预后

急性淤胆型肝炎虽然黄疸较深、持续时间长,但一般预后良好,绝大多数病人最终均能恢复正常,很少发展为胆汁性肝硬化。妊娠期患淤胆型肝炎者,病死率较高。

慢性淤胆型肝炎黄疸持续时间更长,部分病人由于黄疸持续不退,可导致继发性胆汁性肝硬化。另外,慢性淤胆型肝炎的预后还与肝细胞病变的轻重程度有关。

治疗病毒性肝炎有哪些抗病毒药物

临床上用于慢性肝炎治疗常用的抗病毒药物有:

① 干扰素:根据其来源不同又分为 α、β、γ 3 种。以 α 干扰素较为有效,应用最多。干扰素不仅具有广谱抗病毒活性,能够抑制病毒复制,还可以调节机体免疫反应,增强免疫细胞活性,是目前治疗慢性乙型和丙型肝炎疗效肯定的少数药物之一。包括普通 IFNα 和聚乙二醇(PEG)化干扰素 α(PEG – IFNα)。后者是在 IFNα 分子上交联无活性、无毒性的 PEG 分子,延缓 IFNα 注射后的吸收和体内清除过程,其半衰期较长,每周 1 次给药,即可维持有效血药浓度。

② 拉米夫定(lamivudine):最早上市的核苷(酸)类药物。为 2,3 – 二脱氧 3 – 硫代胞嘧啶的左旋镜缘体,是一种

胞嘧啶核苷（酸）类似物。在 HBV 感染的肝细胞内代谢成具有活性的三磷酸盐，其结构与脱氧胞苷的三磷酸盐相似，可直接与新合成的 HBV DNA 结合，使 DNA 链的延长终止。同时，竞争性的抑制病毒 DNA 多聚酶（包括 DNA 依赖型 DNA 多聚酶和 RNA 依赖型 DNA 多聚酶），抑制 HBV 的复制。在体外对乙型肝炎病毒（HBV）和人类免疫缺陷病毒（HIV）有很强的抗病毒活性。100 毫克每日 1 次，不良反应很少，病人耐受性好。对干扰素耐药以及 HBV 前 c 区突变的病人拉米夫定仍然有效。临床试验表明，拉米夫定治疗 12 个月后，HBeAg 血清转换率达 16%~21%，延长疗程可使转换率进一步提高。拉米夫定能显著改善肝脏的坏死炎症性病变，阻止肝纤维化的发展。

长期应用拉米夫定（半年至 1 年）后部分病人会出现乙型肝炎病毒 YMDD（酪氨酸－蛋氨酸－天冬氨酸－天冬氨酸盐）变异体。并随治疗时间延长，发生率也增高（第 1 年、2 年、3 年、4 年分别为 14%、38%、49%、66%），导致拉米夫定竞争活性下降，出现耐药现象，但对野生型 HBV 仍继续有抑制作用。

③ 阿德福韦酯（adefovir dipivoxil）：另一种常用于乙型肝炎治疗的核苷（酸）类药物。对 HBeAg 阳性病人治疗 1 年、2 年、3 年时，HBV DNA 小于 1 000 拷贝/毫升者分别为 28%、45%、56%，HBeAg 血清学转换率分别为 12%、29%、43%，耐药率分别为 0%、1.6%、3.1%，远低于拉米夫定。可作为初治用药，也可用于拉米夫定耐药病人的治疗（单用或联用拉米夫定）。但其降低病毒载量的速度略低于拉米夫定。

④ 恩替卡韦（entecavir）：新研制的核苷（酸）类药物之一。临床证实较拉米夫定具有更强的减少 HBV 病毒载

量及缓解肝脏炎症的效果,且耐药发生率更低。已被美国肝脏病研究协会(AASLD)乙肝指南中推荐为 HBeAg 阴性或肝硬化等需要长期治疗的乙肝病人初治的首选药物,而不再推荐使用耐药发生率较高的拉米夫定。恩替卡韦还可用于拉米夫定或阿德福韦酯耐药的病人治疗。

⑤ 替比夫定(telbivudine):较拉米夫定具有更好的疗效和更低的耐药发生率。但其耐药位点与拉米夫定类似,故对拉米夫定耐药病人疗效不佳。此外,其他核苷(酸)类药物还包括替诺福韦酯、恩曲卡滨等,目前尚未在中国批准上市。

⑥ 利巴韦林(Ribavirin):为合成的核苷(酸)类抗病毒药。其体外抗病毒活性可被鸟嘌呤核苷和黄嘌呤核苷逆转的结果提示,利巴韦林可能作为这些细胞的代谢类似物而起作用。国外临床试验结果显示,对慢性丙肝病人使用干扰素联合利巴韦林口服治疗 48 周,持续病毒学应答率可达约 50%,是目前最有效的治疗方案。因此,如无利巴韦林的禁忌证,推荐采用联合疗法。

干扰素治疗慢性病毒性肝炎有哪些依据

① 干扰素具有广谱抗病毒作用,能够选择性地抑制病毒复制,阻止病毒的扩散。当然其中也包括对各型肝炎病毒的抑制作用。

② 慢性病毒性肝炎病人多存在内源性干扰素产生减少和血清中含有干扰素抑制因子等问题。但对外源性干扰素反应良好。应用外源性干扰素能弥补内源性干扰素的不足。

③ 干扰素还能调节机体的免疫功能,改善或纠正因病毒感染引起的免疫紊乱,提高免疫细胞抗病毒能力,促进病毒的清除。

干扰素还具有抗纤维化作用,能显著抑制成纤维细胞胶原合成,从而延缓或阻断慢性肝炎向肝硬化的发展。其抗肿瘤作用可大大降低慢性乙型和丙型肝炎病人原发性肝癌的发生率。因此,干扰素治疗慢性病毒性肝炎其益处是多方面的。

干扰素有哪些不良反应

干扰素常见的不良反应有:

① 流感样症状:最常见。发生率高达 84% 左右。表现为寒战发热、头痛、肌肉酸痛。

② 胃肠道反应:恶心呕吐、口干厌食、味觉减退、腹泻等,发生率 2%~6%。

③ 神经精神症状:注意力不集中、失眠、嗜睡、情绪低落,严重者甚至引起抑郁和自杀倾向,多见于治疗中后期。

④ 造血系统抑制:白细胞和血小板减少。在治疗 2~3 月后出现,发生率为 5%~30%。

其他有脱发,体重减轻,皮疹,肝、肾功能损害等。

上述不良反应一般较轻,病人大多能够耐受,或经对症处理后即减轻或消失,不必减量或停止治疗。在注射干扰素前给予非类固醇消炎药,如吲哚美辛(消炎痛),可明显减轻流感样症状。

此外,大剂量的干扰素(大于等于 6×10^8 个国际单位)尚可引起某些特殊的不良反应,如甲状腺炎,甲状腺功能亢进或减低,糖尿病,类风湿性关节炎,间质性肺炎,眼角、眼底出血,心律失常,心肌梗死等。重症肝炎、肝硬化失代偿期,干扰素可能诱发肝性脑病的发生。因此,对有精神病(抑郁)、自身免疫性疾病,糖尿病和肝功能低下者应慎用干扰素。在治疗过程中也应动态观察,一旦出现严重不良反应及时停药。

哪些病人不宜用干扰素治疗

虽然干扰素是目前公认的治疗慢性乙型肝炎与丙型肝炎的有效药物,但并非对所有病人都适合。

① 垂直传播感染的新生儿:其体内干扰素产生正常,之所以成为慢性携带状态,是由于机体对病毒已形成免疫耐受的结果。因此,补充外源性干扰素并不能帮助机体清除病毒。

② 3 岁以内婴幼儿经水平传播而感染者:该类病人也因为免疫系统受到侵犯,导致淋巴细胞功能缺陷,而成为持续带毒者,用干扰素治疗常无效。

③ 肝功能严重失代偿病人:使用干扰素治疗有可能加重失代偿,诱发肝昏迷。

④ 患自身免疫性疾病,如关节炎、系统红斑狼疮、多发性硬化、甲状腺疾病等,干扰素治疗可能会使病情加重和恶化,应列为禁忌。

⑤ 其他:免疫缺陷病人以及病毒 DNA 已整合入肝细胞者,对干扰素无效。

甲型肝炎应怎样治疗

目前尚无治疗甲型肝炎的特效药物。对急性甲型肝炎通过适当休息,辅以保肝药物和营养支持,大多能痊愈。

早期卧床休息对疾病的恢复十分重要,特别是急性黄疸型肝炎应休息至黄疸消退,症状基本消失方可逐渐起床活动。

常用的保肝药物有:a. 维生素 B 族,维生素 C、维生素 E、维生素 K、叶酸等。b. 促进解毒和(或)抗氧化作用的药物,如还原型谷胱甘肽、葡萄糖醛酸内酯(肝泰乐)、维丙胺、硫普罗宁(α-巯基丙酰甘氨酸)等。c. 促进能量代谢的药物,如肌苷、三磷酸腺苷(ATP)、辅酶 A(CoA)、天冬氨酸钾镁、1,6 二磷酸果糖(FDP)。d. 降酶药,如水飞蓟素、垂盆草冲剂、联苯双酯、齐墩果酸等。降低血清丙氨酸氨基转移(ALT)的效果较好。其他还有甘草酸制剂、多烯磷脂酰胆碱等。值得指出的是保肝药并非用得越多越好。

关于肝炎病人的饮食,应根据病人的病情、食欲等情况,给予容易消化、又营养丰富、低脂肪、高蛋白食物,以利于肝细胞的修复。注意补充维生素,可多吃一些新鲜的水果和蔬菜。不提倡过多摄入糖或碳水化合物。暂时不能进食者,可通过静脉补液供给足够的热量、多种维生素,特别是维生素 C 及 B 族维生素和氨基酸等,待食欲恢复后再进食。

甲型肝炎会有怎样的预后

通常认为甲型肝炎是一种急性、自限性疾病。病人的临床症状、体征、肝功能指标及肝脏组织学改变可在短期内恢复正常。感染甲型肝炎后血清产生的抗-HAV IgG 抗体维持较持久,甚至终身,从而获得对甲型肝炎稳固的免疫力。

甲型肝炎预后良好,一般无慢性化倾向。但有资料提示,极少数病例病程迁延,肝脏组织学也有明显慢性化改变,表现为肝细胞变性坏死、纤维组织增生及淋巴细胞浸润等。因此,在肝炎防治过程中,对甲型肝炎演变成慢性化的问题应引起重视。

甲型肝炎的免疫力能维持多久

人体感染甲型肝炎病毒后,产生抗－HAV 抗体,包括 IgM 型和 IgG 型。抗－HAV IgM 在疾病早期即可出现,急性期滴度达到最高,至起病 12 周后即不能检出。抗－HAV IgG 出现较晚,在病后 1 个月左右可自血清中检出,2~3 个月后达到高峰,以后缓慢下降,可持续多年甚至终生。抗－HAV IgG 具有保护作用。因此,一般认为感染甲型肝炎病毒时不会再发病。

怎样预防甲型肝炎

首先应管理好传染源,及时隔离甲型肝炎病人。早期发现隐性感染者并隔离尤为重要。病人应按肠道传染病常规隔离至起病后 3 周,接触者应接受医学观察 45 天。切断传播途径是预防该病的重要环节,加强粪便管理,保护水源,搞好饮水、食品卫生和食具消毒,养成良好的个人卫生习惯等。

对易感人群可通过接种甲型肝炎疫苗,产生保护性抗体,以获得主动免疫。目前应用的甲型肝炎疫苗有甲型肝炎病毒减毒活疫苗和灭活疫苗等。研究表明,即使在暴露于甲型肝炎病毒或密切接触甲型肝炎病人后 1 周内接种,仍能提供保护作用。

注射正常人丙球蛋白（16％溶液）0.05～0.1毫升/千克体重,可通过被动免疫获得一定的免疫力,对甲型肝炎有一定的预防作用,可防止发病或减轻病情。HAV 只有一个血清型,所以接种疫苗或注射免疫球蛋白能预防世界各地的 HAV 感染。

甲型肝炎疫苗会有怎样的预防效果

目前应用的甲型肝炎疫苗,主要有甲型肝炎灭活疫苗和甲型肝炎减毒活疫苗两种。甲醛灭活的全病毒甲型肝炎疫苗在世界30多个国家广泛使用,获得了良好的免疫效果,并且安全性高,无明显不良反应。由比利时生产的HAVRix®灭活疫苗接种后,产生抗－HAV 的阳性率高达 95％～100％,而且,效价很高,持续时间长,首次免疫后5～6 年再加强免疫1次,所产生的保护性抗体可持续10～11 年。

我国浙江省医学科学院研制成功的 H2 减毒株活疫苗,也已在我国大规模使用(1毫升/次,皮下注射),接种后抗－HAV 的阳转率高达 90％～100％,所产生的抗体水平足以预防甲型肝炎。安全性好,无不良反应。虽为减毒活疫苗,但不会引起甲型肝炎。

基因工程疫苗,如甲型肝炎病毒的重组、多肽合成疫苗等尚处于研制阶段。

慢性乙型肝炎的治疗目的是什么

由于目前尚无清除乙型肝炎病毒（HBV）的有效药物,

现有的抗病毒药物（包括干扰素）只能抑制 HBV 的复制。因此，对慢性乙型肝炎的治疗主要是通过抑制 HBV 复制，使 HBV DNA 转阴，促进血清 HBeAg 和抗－HBe 之间的转换，即 HBeAg 转阴并诱导出抗－HBe 抗体，从而降低起其传染性，控制和减轻肝脏炎症，以获得肝脏组织学和生化指标的改善，预防和延缓肝硬化、肝癌等并发症的发生，提高病人的生活质量。

哪些慢性乙型肝炎病人需要进行抗病毒治疗

由于尚无能确切根治乙肝的治疗手段，目前临床对乙肝病人能采取的治疗措施，最主要在于使用干扰素或核苷（酸）类药物抑制病毒的复制，减慢病情进展。但由于药物应答率、不良反应、耐药性、疗程的不确定性、依从性及经济负担等多种原因，并非所有的乙肝病毒感染病人都建议进行抗病毒治疗。根据最新的（2010 年）慢性乙型肝炎防治指南，抗病毒治疗的一般适应证包括以下两条：

① HBeAg 阳性者，HBVDNA 大于或等于 10^5 拷贝/毫升（相当于 2 万国际单位/毫升）；HBeAg 阴性者，HBV DNA 大于或等于 10^4 拷贝/毫升（相当于 2 000 国际单位/毫升）。

② ALT 大于或等于 2×ULN（正常值上限）；如用干扰素治疗，ALT 应小于或等于 10×ULN，血清总胆红素应小于2×ULN。

③ ALT 小于 2×ULN，但肝活检组织学显示 Knodell HAI 大于或等于 4，或炎性坏死大于或等于 G2，或纤维化大

于或等于 S2。

对持续 HBV DNA 阳性、达不到上述治疗标准,但有以下情形之一者,也应考虑给予抗病毒治疗:

① 对 ALT 大于 ULN,且年龄大于 40 岁者,也应考虑抗病毒治疗。

② 对 ALT 持续正常,但年龄较大者(大于 40 岁),应密切随访,最好进行肝活组织检查;如果肝组织学显示 Knodell HAI 大于或等于 4,或炎性坏死大于或等于 G2,或纤维化大于或等于 S2,应积极给予抗病毒治疗。

③ 动态观察发现有疾病进展的证据(如脾脏增大)者,建议进行肝组织学检查,必要时给予抗病毒治疗。

在开始治疗前应排除由药物、乙醇或其他因素所致的 ALT 升高,也应排除应用降酶药物后 ALT 暂时性正常。在一些特殊病例,如肝硬化或服用联苯结构衍生物类药物者,其 AST 水平可高于 ALT,此时可将 AST 水平作为主要指标。

非活动性 HBsAg 携带者一般不需抗病毒治疗,但应每 6 个月进行 1 次肝功能、HBV DNA、AFP 及肝脏超声显像检查。

慢性乙型肝炎病人抗病毒治疗有哪些具体方案

为达到抗病毒治疗,HBeAg 阳性慢性乙型肝炎病人可采用:

① 干扰素:普通 IFNα 3~5MU,每周 3 次或隔日 1 次,皮下注射;长效干扰素 PegIFNα – 2a 180 微克,或 PegIFNα –2b 1.0~1.5 微克/千克体重,每周 1 次皮下注射。

一般疗程为6个月。如有应答,为提高疗效也可延长疗程至1年或更长;如治疗6个月仍无应答,可改用或联合其他抗病毒药物。

② 拉米夫定:100毫克,每日1次口服。在达到HBV DNA低于检测下限、ALT复常、HBeAg血清学转换后,再巩固至少1年仍保持不变、且总疗程至少已达2年者,可考虑停药,但延长疗程可减少复发。

③ 其他核苷(酸)类药物:阿德福韦酯10毫克,每日1次口服;恩替卡韦0.5毫克,每日1次口服。替比夫定600毫克,每日1次口服。疗程可参照拉米夫定。

对于HBeAg阴性慢性乙型肝炎病人,该类病人复发率高,疗程宜长。最好选用IFN类或耐药发生率低的核苷(酸)类药物治疗:

① 普通IFNα或PegIFNα-2a:剂量和用法同HBeAg阳性慢性乙型肝炎病人,但疗程至少1年。具体剂量和疗程可根据病人耐受性等因素进行调整。

② 拉米夫定、阿德福韦酯、恩替卡韦和替比夫定:剂量用法同HBeAg阳性慢性乙型肝炎病人,但疗程应更长:在达到HBV DNA低于检测下限、ALT正常后,至少再巩固1年半仍保持不变、且总疗程至少已达到2年半者,可考虑停药。由于停药后复发率较高,可以延长疗程。

对于已发展为肝硬化的病人来说:

① 代偿期乙型肝炎肝硬化病人治疗指征为:不论ALT是否升高,HBeAg阳性者HBV DNA大于或等于10^4拷贝/毫升,HBeAg阴性者HBV DNA大于或等于10^3拷贝/毫升;对于HBV DNA可检测到但未达到上述水平者,如有疾病活动或进展的证据,且无其他原因可解释,在知情同意的情况下,也可开始抗病毒治疗。治疗目标是延缓或降低肝

功能失代偿和肝细胞癌的发生。最好选用耐药发生率低的核苷（酸）类药物治疗，其停药标准尚不明确。因 IFN 有导致肝功能失代偿等并发症的可能，使用时应十分慎重。如认为有必要，宜从小剂量开始，根据病人的耐受情况逐渐增加到预定的治疗剂量。

② 失代偿期乙型肝炎肝硬化病人：对于失代偿期肝硬化病人，只要能检出 HBV DNA，不论 ALT 或 AST 是否升高，建议在知情同意的基础上，及时应用核苷（酸）类药物抗病毒治疗，以改善肝功能并延缓或减少肝移植的需求。最好选用耐药发生率低的核苷（酸）类药物治疗，不能随意停药，一旦发生耐药变异，应及时加用其他已批准的能治疗耐药变异的药物。失代偿期肝硬化病人禁用干扰素。

发生核苷（酸）类药物耐药怎么办

① 应避免耐药性的发生：抗病毒治疗时严格掌握治疗适应证，对于肝脏炎症病变轻微、难以取得持续应答的病人（如 ALT 正常、HBeAg 阳性的免疫耐受期），特别是当这些病人小于 30 岁时，不宜开始抗病毒治疗，尤其是不宜使用核苷（酸）类药物治疗。

② 应谨慎选择核苷（酸）类药物：如条件允许，开始治疗时宜选用抗病毒作用强和耐药发生率低的药物。对合并 HIV 感染、肝硬化及高病毒载量者，宜选用强效低耐药的药物，或尽早采用无交叉耐药位点的核苷（酸）类药物联合治疗。有临床研究结果显示，因对某一核苷（酸）类药物发生耐药而先后改用其他核苷（酸）类药物治疗，可筛选出对多

种核苷（酸）类药物耐药的变异株。因此，应尽量避免单药序贯治疗。

治疗中密切监测，一旦发现耐药尽早给予救援治疗。定期检测 HBV DNA，以及时发现原发性无应答或病毒学突破。对于接受拉米夫定治疗的病人，一旦检出基因型耐药或 HBV DNA 开始升高时就加用阿德福韦酯联合治疗，抑制病毒更快、耐药发生较少、临床结局较好。对于替比夫定、恩替卡韦发生耐药者，也可加用阿德福韦酯联合治疗。对于阿德福韦酯耐药者，可加拉米夫定、替比夫定、恩替卡韦联合治疗；对于未应用过其他核苷（酸）类药物者，也可换用恩替卡韦。对于核苷（酸）类药物发生耐药者，也可考虑改用或加用干扰素类联合治疗，但应避免替比夫定和 PegIFN 联合应用，因为可导致外周神经肌肉疾病。

影响干扰素治疗慢性
乙型肝炎疗效有哪些因素

影响 α – 干扰素疗效的因素很多，主要有：

① 性别：女性疗效优于男性。

② 发病年龄和病程：成年期得病、有明显的急性肝炎病史，病程短者效果较好。

③ 临床表现为慢性活动性，血清 ALT 或 AST 反复波动或持续升高，特别是治疗前 ALT 升高达正常上限 3 倍以上、病理组织学显示碎屑样坏死者，对干扰素的应答率较高。

④ 外周血中 Dane 颗粒数量较少，HBV DNA 水平和 HBeAg P/N 比值低（P/N 5~8）者；不伴有混合或重叠感染

（如丁型或丙型肝炎病毒）及无肝硬化者,疗效较好。

⑤ 干扰素治疗过程中出现一过性 ALT 升高,说明对干扰素反应良好。

⑥ 延长疗程或加大干扰素剂量($3\sim9\times10^6$u)隔日肌注,可增加对干扰素治疗的应答。

⑦ 干扰素治疗期间不产生抗干扰素抗体者较产生抗干扰素抗体者治疗效果好。

⑧ 联合用药可提高疗效,如干扰素与抗病毒药物(阿昔洛韦,阿糖腺苷),干扰素与胸腺肽。

女性乙型肝炎病毒携带者应怎样预防母婴传播

乙型肝炎病毒携带者指血清乙型肝炎病毒表面抗原(HBsAg)阳性而无明显临床症状和体征,肝功能检查正常者。乙型肝炎病毒携带者的传染性与 e 抗原(HBeAg)、HBV DNA 是否阳性有关。HBeAg 和 HBV DNA 同时阳性的女性乙型肝炎病毒携带者,传染性很强,所生婴儿的 HBsAg 阳性率高达 80%~90%。因此,需特别加强对新生儿的保护。应在婴儿出生后 24 小时内接种乙型肝炎疫苗,按照 0、1 个月、6 个月各接种 1 次的方案进行预防。若在乙型肝炎疫苗接种的基础上联合应用高效价乙型肝炎免疫球蛋白(HBIg),于新生儿出生 6 小时内注射 HBIg 100~200 国际单位,可提高预防效果。

由于婴儿也有可能通过乳汁感染乙型肝炎病毒,最好实行人工喂养。但也有资料显示母乳传播并非重要途径。

乙型肝炎病人家属应该怎样预防传染

虽然乙型肝炎病毒主要通过血液制品和注射途径传播,但体内有肝炎病毒复制的病人其唾液及其他分泌物也有一定的传染性,家庭内密切的生活接触仍有可能发生感染。因此,病人的生活用品最好分开,特别是餐具和洗漱用具应专用。有报道,因与病人共用牙膏而发生乙型肝炎病毒感染者。如果家庭成员中乙型肝炎病毒学检查均为阴性,最好尽早接种乙型肝炎疫苗,使抗-HBs转为阳性,以获得对乙型肝炎病毒的免疫力。

乙型肝炎有哪几种疫苗

最初使用的乙型肝炎疫苗,即第一代乙型肝炎疫苗是由HBsAg携带者血浆中分离纯化出来,再经灭活等一系列复杂而严格的工序制备而成的,又称为血源性疫苗。因其血液来源困难,制备过程复杂,而且纯度不是很高,免疫原性相对较低,所以科学工作者又应用基因工程技术研制开发了第二代乙型肝炎疫苗——基因工程疫苗,将乙型肝炎病毒DNA中的HBsAg基因片段插入酵母菌中使其表达HBsAg。我国已开始生产应用。

基因工程疫苗克服了血源性疫苗的不足,免疫原性强,注射后抗体产生早,滴度高,持续时间长,每次注射5微克,即可获得与血源性疫苗相仿的效果。含前S蛋白的乙型肝炎疫苗除了具有HBsAg外,还含有前S蛋白。注射后产生的前S蛋白抗体也具有保护作用,可以明显增强免疫效果。

其他正在研制的还有乙型肝炎多肽疫苗、抗独特型抗体疫苗等。

我国自1979年开始大规模应用至今,证明乙型肝炎疫苗包括血源性疫苗,是安全可靠的,不会因接种而感染乙型肝炎,也未见发生其他严重不良反应的报道。

少数人在接种后出现局部红肿、硬结、手臂酸重或低热、恶心、乏力等与一般疫苗类似的反应,不需特殊处理,1~3天后自愈。乙型肝炎血源疫苗不同于破伤风等动物血清疫苗,不会引起变态(过敏)反应,注射前不必做皮试。但对有药物过敏史者禁用。

哪些人需接种乙型肝炎疫苗

我国是乙型肝炎高发区,人群中乙型肝炎病毒携带者高达10%~15%,因此乙型肝炎疫苗接种对象比较广泛。卫生部规定,1992年1月1日起,所有新生儿均需接种乙型肝炎疫苗。此外,下列几类人群应该接种乙型肝炎疫苗:

① 乙型肝炎高发区所有未接种过疫苗的学龄前儿童。

② HBsAg阳性者的家庭成员,特别是其配偶。

③ 从事可能感染乙型肝炎病毒的危险性职业者及其他高危人群,如医护人员、血站工作人员、长期受血者(包括血液制品)、血液透析病人、器官移植接受者、免疫缺陷病或接受免疫抑制剂治疗者、性滥交和吸毒者等。

除新生儿外,在接种乙型肝炎疫苗前应先检查乙型肝炎病毒标志物,如全部阴性方需接种乙型肝炎疫苗。若已有乙型肝炎病毒感染或抗-HBs已呈阳性,不必注射。

接种乙型肝炎疫苗
有哪几种具体方案

目前,我国采取的免疫接种方案主要有以下几种:

① HBsAg 与 HBeAg 均为阳性母亲所生的新生儿,分别在出生后 24 小时内、1 个月和 6 个月时各肌注 30 微克乙型肝炎疫苗,即"0、1、6"方案。若同时注射乙型肝炎高效价免疫球蛋白(HBIg)效果更好。

② HBsAg、HBeAg 阴性母亲所生的新生儿,也大多采用"0、1、6"方案,剂量分别为 30 微克、20 微克和 10 微克。也有主张剂量为 30 微克、10 微克、10 微克,或 20 微克、10微克、10 微克,甚至 10 微克、10 微克、10 微克。保护效果可达到100%。

③ 成人未感染乙型肝炎者,可采取连续每月注射 30 微克,连续 3 个月的方案。

④ 意外接触 HBV,且体内无保护性抗体(抗－HBs 阴性)者,需在 72 小时内紧急接种乙型肝炎疫苗 30 微克,以预防感染。并于 2 周和 6 周后各加强一次,剂量为 30 微克。

总的来说,乙型肝炎疫苗的注射剂量越大,产生抗体时间就越早,抗体滴度也越高。但这并不是提倡可以无限量增加剂量。剂量过大一方面造成不必要的浪费,另外也可能引起不良反应。

怎样判断乙型肝炎
疫苗的接种效果

乙型肝炎疫苗的预防效果主要取决于机体所产生的

抗－HBs的滴度。一般认为，如果接种疫苗后抗－HBs滴度超过10个国际单位/升，即具有保护意义。若低于10个国际单位/升，则应再进行加强注射。经3次接种后不产生抗－HBs者称为无反应，抗－HBs的滴度小于10个国际单位/升者称为低反应。影响乙型肝炎疫苗接种效果的因素很多，与性别、年龄、个体差异和机体免疫状态等都有密切关系。婴幼儿效果较成年人好，青年人比老年人效果好。女性较男性抗－HBs阳转率高。有免疫缺陷者抗－HBs阳转率明显低于正常人。疫苗的接种剂量、注射部位和时间也直接影响接种效果。上臂三角肌注射，抗－HBs滴度明显高于臀部肌肉注射者，其原因尚不清楚。推测可能是臀部脂肪层较厚，注射到脂肪层的疫苗吸收差，影响抗－HBs的产生。大剂量较小剂量效果好。新生儿第1针必须在出生24小时内注射，最好在生后6小时内注射，若超过48小时，预防效果降低。

出现乙型肝炎疫苗无反应或低反应怎么办

在完成乙型肝炎疫苗接种后不产生或仅产生低滴度抗－HBs（抗－HBs水平小于10个国际单位/升）者，称为"乙型肝炎疫苗无反应或低反应者"。这些人仍可感染乙型肝炎病毒，属于免疫失败。占接种人群的5%~10%。其原因可能与下列因素有关：a.个体遗传差异：人类白细胞抗原（HLA）免疫反应相关区（DR区）参与对HBsAg的抗体反应，当该区发生变异或缺损时，就会引起对乙型肝炎疫苗的无反应状态。b.免疫功能低下。c.已有乙型肝炎病毒低水平感染或隐匿性HBV感染者，如怀孕期间胎儿发生"宫内感染"产生免疫耐受。孕妇血清中 HBV DNA 含量高、传染性强是导致免疫失败的主要原因。d. 其他病毒感染：婴儿感染巨细胞病毒并且持续活动，丙型肝炎病毒和人类免疫缺陷病毒（HIV）感染等，均可影响对乙型肝炎疫苗的免疫应答。此外，乙型肝炎疫苗免疫原性和剂量不足，也可引起免疫失败。

对无反应或低反应者再进行加强注射 1~3 次，可使其中 38%~75% 的人出现有效免疫。更换疫苗或改变接种途径，如原来使用乙型肝炎血源性疫苗者改用基因工程疫苗或前 S 基因疫苗；肌肉注射改为皮内注射；合用免疫增强剂等也可增强免疫效果。

接种疫苗后还会 患乙型肝炎吗

接种乙型肝炎疫苗后体内产生的抗 –HBs 可以有效保护机体，防止发生乙型肝炎病毒感染。但是并不能获得终生免疫，随着时间的推移，体内抗 –HBs 水平会逐渐下降，3~4 年后抗 –HBs 水平降至 10 个国际单位/升以下，若接触乙型肝炎病毒仍有可能会感染乙型肝炎。因此，接种乙型肝炎疫苗后过了 3~4 年，应定期复查抗 –HBs 滴度，若低于 10 个国际单位/升就应再进行复种。另外，在接种乙型肝炎疫苗至机体产生足够的免疫力之前这段时间内，也应该注意防止 HBV 感染。经常接触 HBV 的高危人群，如医护人员、病人家属等，因日常接触产生的免疫增强作用，其抗 –HBs 水平下降缓慢，免疫力维持时间较长，可达 4~5 年。初次接种后呈高反应者（抗 –HBs 滴度大于 10 个国际单位/升），免疫保护的维持时间也相应较长，可达 7~10

年。因此,最好是在接种 3 年以后,每年定期复查抗－HBs水平,以决定是否需要复种。婴幼儿最好在接种后每年检测 1 次。

随着乙型肝炎疫苗的普遍接种,出现疫苗诱导的 HBV免疫逃逸,常见 HBsAg 氨基酸 145 位的甘氨酸被精氨酸取代,削弱了抗－HBs 的中和作用。若改用含有前 S 基因的疫苗仍有效,前 S 基因抗体也是保护性抗体。乙型肝炎病毒的 S 基因变异,其 HBsAg 的抗原性也随之改变。变异株的 HBsAg 不能与原病毒株抗－HBs 结合,也是造成接种疫苗后又感染乙型肝炎的原因,值得引起关注。

丙球蛋白与乙肝高效价免疫球蛋白有何不同

丙球蛋白即具有抗体活性的免疫球蛋白,主要为 IgG型抗体。市售的丙球蛋白根据其来源有两种:一种是从健康人静脉血中分离提取的,蛋白质含量有 10％,16％,16.5％等几种规格。国内制品的浓度为 10％以上,其中丙球蛋白占 95％以上。另一种来自胎盘血,即胎盘球蛋白,含蛋白质 5％,丙球蛋白占 90％以上。两种丙球蛋白均含有健康人血清中所具有的各种抗体,可用于被动免疫,增强机体抵抗力,预防感染。因其所含的抗－HBs 很低,不足以阻止乙型肝炎病毒的侵袭,所以用丙球蛋白预防乙型肝炎无效。

乙型肝炎高效价免疫球蛋白(HBIg)系采集抗－HBs阳性的血清制备而成,每毫升内含抗－HBs 滴度达 100 单位以上。因此,可以有效中和侵入人体的乙型肝炎病毒,从而发挥保护作用。单纯注射乙型肝炎疫苗到产生循环抗体、建立自动免疫需要一定的时间,而乙型肝炎高效价免疫球蛋白(HBIg)在注射后即可迅速发挥作用,所以对意外接触乙型肝炎病毒的易感者进行紧急预防,在注射乙型肝炎疫苗的同时,尽早注射乙型肝炎高效价免疫球蛋白十分必要。两者合用可以提高预防效果。HBsAg 和 HBeAg 阳性母亲所生的新生儿,也应在出生同时注射乙型肝炎疫苗和 HBIg。

需要指出的是:丙球蛋白中含有甲型肝炎抗体(抗 - HAV),预防甲型肝炎的有效率达 80% 以上。一般在接触甲型肝炎病人 2 周内,1 次肌肉注射 0.05~1 毫升/千克体重,即可起到预防作用。但有效保护时间仅 3~6 周。

丙型肝炎病毒抗体阳性 而肝功能正常应怎么办

一些人丙型肝炎病毒抗体(抗 - HCV)阳性而肝功能正常,首先应进一步检查。可通过 RT - PCR 方法检测血清 HCV RNA,如果为阴性,且肝功能持续正常,不必治疗,继续观察。抗 - HCV 阳性可能系假阳性或丙型肝炎已痊愈处于恢复期,抗 - HCV 尚未消失。必要时需用重组免疫印迹试验(RIBA)进行验证,并定期随访。若 HCV RNA 阳性,说明有病毒复制,应考虑抗病毒治疗。

丙型肝炎抗病毒 治疗有哪些方案

α 干扰素是目前治疗丙型肝炎的首选药物。急性丙型肝炎应用干扰素治疗效果显著,并可防止其慢性化,降低

HCV 感染后转为慢性丙型肝炎的比率。50%~80%的慢性丙型肝炎，经 α 干扰素治疗后丙氨酸氨基转移酶（ALT）恢复正常，HCV RNA 转阴。但停药后容易复发。治疗前应进行 HCV RNA 基因分型（1 型和非 1 型）和血中 HCV RNA 定量，以决定抗病毒治疗的疗程和利巴韦林的剂量。

HCV RNA 基因为 1 型，和（或）HCV RNA 定量大于或等于 2×10^6 拷贝/毫升者，可选用下列方案之一：

① PEG –IFNα 联合利巴韦林治疗方案：PEG –IFNα –2a 180 微克，每周 1 次皮下注射，联合口服利巴韦林 1 000 毫克/日，至 12 周时检测 HCV RNA：a. 如 HCV RNA 下降幅度小于 2 个对数级，则考虑停药。b. 如 HCV RNA 定性检测为阴转，或低于定量法的最低检测限，继续治疗至 48 周。c. 如 HCV RNA 未转阴，但下降大于或等于 2 个对数级，则继续治疗到 24 周。如 24 周时 HCVRNA 转阴，可继续治疗到 48 周；如果 24 周时仍未转阴，应停药观察。

② 普通 IFNα 联合利巴韦林治疗方案：IFNα 3MU ~5MU，隔日 1 次肌肉或皮下注射，联合口服利巴韦林 1 000 毫克/日，建议治疗 48 周。

③ 不能耐受利巴韦林不良反应者治疗方案：可单用普通 IFNα 或 PEG –IFN，方法同上。

HCV RNA 基因为非 1 型，和（或）HCV RNA 定量小于 2×10^6 拷贝/毫升者，可采用以下治疗方案之一：

① PEG –IFNα 联合利巴韦林治疗方案：PEG –IFNα –2a 180 微克，每周 1 次皮下注射，联合应用利巴韦林 800 毫克/日，治疗 24 周。

② 普通 IFNα 联合利巴韦林治疗方案：IFNα 3MU，每周 3 次肌肉或皮下注射，联合应用利巴韦林 800~1 000 毫克/日，治疗 24~48 周。

③ 不能耐受利巴韦林不良反应者治疗方案:可单用普通 IFNα 或 PEG –IFNα。

此外,据国外文献报道,PEG –IFNα –2b(1.0~1.5 微克/千克)与 PEG –IFNα –2a(180 微克),每周 1 次皮下注射疗效率相似。利巴韦林的有效剂量为大于 10.6 毫克/千克体重。用量参考:体重大于 85 千克者,1 200 毫克/日;65~85 千克者 1 000 毫克/日;小于 65 千克者,800 毫克/日。

影响干扰素治疗 丙型肝炎有哪些因素

① 丙型肝炎病毒基因型(亚型):以 Ⅲ(2a)型和 Ⅳ(2b)型对 α –干扰素治疗的反应性较好。两者对干扰素治疗的完全应答率显著高于 Ⅰ(1a)型和 Ⅱ(1b)型。其中 Ⅱ(1b)型的疗效又优于 Ⅰ(1a)型。

② 血清 HCV RNA 水平:治疗前 HCV RNA 水平低于 6.0×10^5 国际单位/毫升者,疗效好。

③ HCV RNA 变异:主要是 Ⅱ(1b)型。如果在其非结构区 NS5A2209—2248 的氨基酸序列发生变异,可以提高 α –干扰素的治疗效果。因此,该区域又称为"干扰素敏感性决定区"。

④ 急性丙型肝炎应用 α –干扰素疗效显著。可能是由于感染时间短,侵犯组织程度尚轻。随着病程延长对 α –干扰素的应答率降低。慢性丙型肝炎伴肝硬化者反应差。对慢性丙型肝炎,病程长短和有无肝硬变是预测 α –干扰素疗效的重要因素。

⑤ 肝组织炎症活动指数(HAI)也是一个重要预测因

素。HAI 越高,表明炎症程度越重,疗效也越差。

⑥ 肝组织 α-干扰素受体信使核糖核酸(mRNA)含量:α-干扰素受体 mRNA 高者,对 α-干扰素反应好。

⑦ 肝组织中的铁含量与血清铁水平:肝组织与血清铁的含量增高,可影响干扰素与干扰素受体的结合,使干扰素不能充分发挥作用。因此,降低肝组织和血清铁的含量有利于提高对 α-干扰素的应答率。

⑧ α-干扰素的剂量与疗程:有研究表明,初始大剂量强化治疗,有可能防止 HCV 的持续感染,减少因 HCV 突变而对 α-干扰素产生耐药。目前应用 α-干扰素治疗丙型肝炎常用疗程为 24 周,延长疗程如 48 周或更长,可以提高持续应答率。

⑨ α-干扰素治疗后,HCV RNA 早期即转阴者大都是持续应答者,预后良好。

⑩ 联合用药:与其他抗病毒药,如利巴韦林(病毒唑)、免疫促进剂等联合用药,可提高 α-干扰素治疗的应答率。

此外,年轻病人对 α-干扰素治疗的反应性比老年病人好。输血后丙型肝炎较散发的丙型肝炎病人易出现完全反应。某些人类白细胞基因(HLA)型,如 HLADRB10401 较其他 HLA 基因型对 α-干扰素敏感等。

总之,影响 α-干扰素疗效的因素很多,非常复杂,必须综合分析,才能提高有效预测的可靠性。

治疗丙型肝炎有哪些药物

① 利巴韦林[病毒唑(ribavirin)],属核苷(酸)类药物,为广谱抗病毒药。体外实验表明其对 DNA 和 RNA 病毒均有抑制作用。单独应用利巴韦林(病毒唑)治疗丙型

肝炎,可使血清丙氨酸氨基转移酶(ALT)水平降低,而 HCV RNA 水平虽有轻度下降,但未转阴。与 α-干扰素联合应用则可显著提高疗效,促进 HCV RNA 转阴,获得持久的血液生化指标以及肝组织学的改善。并且对经 α-干扰素治疗复发的丙型肝炎病人仍然有效。常见的不良反应是疲乏、恶心和贫血。少数病人可因严重的贫血,需要降低利巴韦林(病毒唑)的剂量或中止治疗。

② 胸腺素 α_1($T\alpha_1$):是由 28 个氨基酸组成的多肽。能提高机体的细胞免疫功能,促进正常人淋巴细胞产生 α-干扰素($IFN\alpha$)、γ-干扰素($IFN\gamma$)、白细胞介素-2 和 3($IL-2$,$IL-3$),增加白细胞介素-2 受体的表达。无明显不良反应。与 α-干扰素联合治疗慢性丙型肝炎具有协同作用。

③ 熊去氧胆酸(UDCA):主要用于治疗肝内胆汁淤积。但有研究发现,UDCA 能降低丙型肝炎病人丙氨酸氨基转移酶(ALT),有利于改善慢性丙型肝炎的长期预后。这可能与其细胞保护作用,增加细胞膜稳定性有关。

其他试用的药物,还有抗病毒药无环鸟苷、集落刺激因子、白细胞介素 2、4 和 6 等免疫调节剂。

慢性丙型肝炎干扰素 治疗后复发怎么办

慢性丙型肝炎用 α-干扰素治疗后血清丙氨酸氨基转移酶(ALT)降低或恢复正常,临床症状改善,但在停药后又复发较为常见。对这些病人继续用 α-干扰素治疗,大部分仍然有效。最近的研究表明,α-干扰素与利巴韦林(病毒唑)联合应用,不仅可以提高疗效,而且能够获得持续应答。因此,对 α-干扰素治疗有效,但在停药后又复发的慢性丙型肝炎,推荐应用 α-干扰素和利巴韦林(病毒唑)联合治疗。具体方案为 α-干扰素 300 万单位,肌肉注射,每周 3 次;同时口服利巴韦林(病毒唑),每日 1 000~1 200 毫克,疗程为 12 个月。

过去用 α-干扰素治疗慢性丙型肝炎疗程一般为 6 个月,现在认为是不够的。延长疗程,如连续用药 12 个月,甚至 18 个月,能够显著降低停药后的复发率。仅仅增大 α-干扰素剂量不一定能明显提高疗效,而不良反应却增加。

慢性丙型肝炎对干扰素治疗无反应怎么办

如果用 α-干扰素 300 万单位肌肉注射,每周 3 次,3 个月后无反应,可以加大 α-干扰素用量,改为 500 万单位,一些病人出现应答。加用利巴韦林(病毒唑)联合治疗,比单用 α-干扰素再治疗更有效,能够使部分无应答者转为应答,获得血清生化指标(如丙氨酸氨基转移酶)的改善。也可用胸腺肽治疗使 HCV RNA 转阴。对于初次应用普通 IFNα 和利巴韦林联合疗法无应答或复发的病人,可试用 PEG-IFNα-2a 与利巴韦林联合疗法。

干扰素治疗过程中引发自身免疫性肝炎怎么办

慢性丙型肝炎在感染过程中可产生多种自身抗体,提示丙型肝炎病毒有可能引起自身免疫现象,应用干扰素治疗丙型肝炎可诱发潜在的自身免疫性肝炎,所以对有自身免疫性疾病病史或存在自身抗体的病人,应慎用或避免使用干扰素治疗。如果在干扰素治疗过程中引发自身免疫性肝炎，应立即停用干扰素，并进行免疫抑制治疗，如强的松或甲基泼尼松龙加硫唑嘌呤。对干扰素治疗中诱发的自身免疫性肝炎，免疫抑制疗法效果良好。

丙型肝炎能通过接种疫苗预防吗

由于迄今尚未发现针对 HCV 感染的中和抗体，因此研制 HCV 疫苗十分困难。给慢性 HCV 感染的黑猩猩注射同一病毒，发现它能够再次感染，说明抗体所产生的免疫反应不足于保护免受感染。至于机体为什么不能产生中和抗体，推测 HCV 的被膜蛋白存在变异区和高度变异区，病毒的高度变异区在体液免疫的选择压力下可以不断发生漂移变化，使得已产生的抗体无法中和病毒。丙球蛋白缺乏的体液免疫缺陷者，HCV 包膜 E2 蛋白不发生抗原漂移现象，为抗体驱使 HCV 抗原变化的学说提供了依据。此外，HCV 存在不同的基因型，其免疫原性有无不同尚不清楚。若各型病毒的免疫性不同，需研究针对各型病毒株的不同疫苗。

虽然 HCV 疫苗已开始研制，但均处于实验阶段，尚未进入临床。

慢性丙型肝炎病人何时生育比较好

由于丙型肝炎的病毒血症水平较低，因此其传染性大大低于乙型肝炎。虽然目前认为，通过母婴垂直传播感染丙型肝炎病毒的机会较少，但检测 HCV RNA 的初步研究结果提示，存在由母亲传播给新生儿丙型肝炎病毒的可能性，由于目前还没有预防丙型肝炎的接种疫苗，所以要降低婴儿感染机会，母亲在妊娠之前进行积极治疗非常重要。在血清丙氨酸氨基转移酶（ALT）稳定恢复正常、最好 HCV RNA 也转阴后，再考虑妊娠较好。

丁型肝炎应怎样治疗

丁型肝炎的一般治疗与其他病毒性肝炎相同。在急性期卧床休息，合理补充营养。因食欲不佳或呕吐不能进食者可通过静脉输入葡萄糖提供足够的热量，补充维生素、复方氨基酸以促进肝细胞修复，适当选择保肝药物。当食欲好转，能够进食后可不必再静脉补液，给予高蛋白、高维生素、适量糖类（碳水化合物）和低脂肪饮食，以容易消化、不影响食欲为宜。

对慢性丁型肝炎可应用 α–干扰素进行抗病毒治疗。通过 α–干扰素治疗可使血清 HDV RNA 水平降低，甚至转阴。约半数病人临床症状和肝脏病理改善，肝内丁型肝炎抗原（HD Ag）消失，血清转氨酶（ALT）降低或恢复正常，但在停药后容易复发。

有报道，磷甲酸三钠对丁型肝炎病毒可能有效，但还有待进一步观察。免疫抑制剂，如泼尼松（强的松）和硫唑嘌呤对控制 HDV 感染无益。

戊型肝炎的免疫能维持多久

人体感染戊型肝炎病毒后可产生戊型肝炎病毒抗体（抗–HEV），从而获得免疫力，得过戊型肝炎后迄今未发现有再次发病者。血清中戊型肝炎病毒抗体免疫球蛋白 G 可持续存在 4~14 年。关于戊型肝炎病毒疫苗,目前尚无戊型肝炎疫苗供人群使用。但已有 2 种戊型肝炎候选疫苗完成二期临床试验,初步结果显示有良好的安全性和保护效果。

由于戊型肝炎主要通过消化道传播,预防该病的重点是切断粪口传播途径。因此,要加强水源和粪便管理,改善供水条件,搞好环境卫生和个人卫生。对于戊型肝炎病人应适当隔离。饲养场、屠宰场要加强猪粪便等排泄物的处理,防止其污染水源及周围环境。加工猪肉食品时要做到生熟厨具分开使用,避免加工好的猪肉受到污染。

怎样预防病毒性肝炎

根据流行病学调查,我国成年人大多已经通过隐性感染等方式,产生了针对甲型和乙型肝炎病毒的保护性抗体,从而获得了相应的免疫力,加之近年来大力推广甲型肝炎疫苗与乙型肝炎疫苗接种,大大减少了甲型肝炎和乙型肝炎的易感人群。丙型肝炎的传染性远低于乙型肝炎,而且主要通过输血或血液制品传播,因此只要采取适当的防护措施是能够避免传染的。即使是未产生甲型肝炎和乙型肝炎保护性抗体的易感人群,也可以通过接种甲型肝炎和乙型肝炎疫苗进行预防,并获得长期保护。干扰素由于价格贵、不良反应大,不应作为预防应用。

怎样治疗酒精性肝病

治疗酒精性肝病最重要的是严格戒酒,早期戒酒可延长生命,降低病死率。对于酒精滥用/酒精依赖病人,可考虑使用纳曲酮或阿坎酸联合心理咨询治疗,以降低再饮酒的可能。保证休息,在戒酒的基础上提供充足的高蛋白、低脂饮食(蛋白质 1.2~1.5 克/千克,热量 146.4~167.4 千焦/千克),并注意补充维生素 B、维生素 C、维生素 K 及叶酸。有肝昏迷先兆时,应限制蛋白质的摄入量。对食欲不振、恶心、呕吐的病人可予静脉内补充热量及维生素。

选用适当的保肝药:S-腺苷蛋氨酸治疗,可以改善酒精性肝病病人的临床症状和生物化学指标;多烯磷脂酸胆碱,对酒精性肝病病人有防止组织学恶化的趋势;甘草酸制剂、水飞蓟素类和还原型谷胱甘肽等药物,有不同程度的抗氧化、抗炎、保护肝细胞膜及细胞器等作用,临床应用可改善肝脏生物化学指标。但不宜同时应用多种抗炎保肝药物。

糖皮质类固醇激素可改善重症酒精性肝炎病人的短期生存率,无类固醇治疗禁忌证的病人,可给予为期 4 周的泼尼松治疗(40 毫克/日,共 4 周,随后停药或在 2 周内逐渐减量)。有类固醇治疗禁忌证时,可给予己酮可可碱治疗(每次 400 毫克,口服,1 日 3 次,共 4 周)。美他多辛可加速酒精从血清中清除,有助于改善酒精中毒症状和行为异常。

其他被用于治疗酒精性肝病的药物,包括丙基硫氧嘧啶(PTU)、秋水仙碱等,但对相关的临床试验进行分析未显示出有明显益处。对沙利度胺、米索前列醇、脂联素和益生菌的初步研究显示,这些药物有抗细胞因子作用,但在进一步获得有效性证据之前,不应被作为标准治疗。

对晚期肝硬化病人,如戒酒半年以上,肝功能仍无明显改善者,可考虑行肝脏移植。

酒精性肝硬化有怎样的预后

酒精性肝病不同临床病理阶段的预后是不同的。酒精性脂肪肝一般预后较好,戒酒后 2~4 周肝内脂肪可逐渐消退。约23％酒精性肝炎在平均8年或更长时间发展为肝硬化,酒精性肝炎主要死因是肝功能衰竭,但如能及时戒酒,并经适当治疗后,多数可恢复,病死率降低。酒精性肝硬化者如及时戒酒,平均5年存活率为60％,若继续饮酒,5年存活率为5％,且部分病人能并发原发性肝癌。

怎样治疗非酒精性脂肪性肝病

首先要改变不良生活习惯,多吃新鲜蔬菜,补充维生素,限制脂肪及碳水化合物的摄入,增加运动量。戒酒。体重超重者应减肥。对由其他疾病引起者,应积极治疗原发病,去除病因。

其次,选择合理的药物治疗。a.减肥药物:适用于体质指数(BMI)大于30千克/平方米的脂肪性肝炎病人,如奥利司他(抑制胃肠道脂肪酶)及西布曲明(抑制食欲中枢)。b.胰岛素增敏剂:如吡格列酮、二甲双胍,适用于合并糖代谢紊乱的病人。c.降脂药:主要包括他汀类药物等,可用于合并高胆固醇血症及高脂血症病人,但其疗效尚无确切依据,并需注意药物的肝损不良反应。d.保肝药物:抗氧化剂还原型谷胱甘肽、维生素E等可能减少脂质过氧化对细胞的损伤,熊去氧胆酸(UCDA)可改善肝细胞代谢,降低脂肪性肝炎病人的转氨酶水平。e.中(成)药。

怎样预防药物性肝病

药物性肝病重在预防,临床医生应熟悉所用药物的性能和不良反应,尽量少用或不用对肝脏有毒性作用的药物,既往有药物过敏史或过敏体质的病人,用药时更应谨慎。

肝、肾功能不良及婴幼儿、老年人，因机体对药物代谢能力降低，会使药物毒性增加。对肝硬化失代偿期病人，安眠镇静、镇痛药（巴比妥、吗啡等）、麻醉药（氯仿、氟烷等）、大量排钾利尿剂（速尿、丁脲胺等）易诱发肝昏迷；应用肾上腺皮质激素、四环素类药物可引起脂肪肝；有出血倾向时应选用维生素 K_1，而不宜选用维生素 K_3，因后者易引起高胆红素血症及肝细胞损害。所以对于这类病人，药物的选择和剂量要慎重考虑，用药期间还必须密切观察药物的各种不良反应，定期检查肝功能等。

一旦出现肝功能异常和（或）黄疸发生，要立即停止药物治疗，以往有药物性肝损害史的病人，应避免再次使用相同或化学结构相似的药物。

患了药物性肝病应怎样治疗

药物性肝病治疗的关键是及时停止使用相关的药物。一般而言，该病若能及时发现、及时停药，大多数病人能治愈。

基础治疗与其他原因所致的急、慢性肝病相同：需卧床休息、给予高热量、高蛋白和维生素丰富且易消化的食物。若病人食欲差、进食少，可予静脉输注葡萄糖、维生素，并维持水电解质、酸碱平衡。

其次，可根据药物性质给予相应的解毒剂，如异烟肼引起的肝脏损害可用较大剂量的维生素 B_6 静脉点滴；醋胺酚引起的肝坏死，可用 N－乙酰半胱氨酸解毒。

有过敏反应、黄疸较深（胆红素超过 171 微摩/升）、病情较重者可用肾上腺皮质激素。每日予以氢化可的松 100 毫克静脉点滴，或泼尼松（强的松）15~30 毫克口服，病情好转后逐渐减量，并维持 2~3 周。由对乙酰氨基酚（扑热息痛）、醋氨酚等引起的暴发性肝功能衰竭,还可试用人工肝透析治疗或换血疗法等。另外,选用适当的保肝药,如强力宁注射液,是由甘草酸与 L – 半胱氨酸、甘氨酸组成的复合制剂,它具有抗炎、抗过敏、保护肝细胞膜、保护溶酶体膜结构及调节免疫、抗病毒、诱导干扰素产生等作用;还原型谷胱甘肽注射液,它提供的巯基具有很强的亲和力,能与多种化学物质及其代谢产物结合而使细胞免受损害。这些药物均有显著的治疗效果。

妊娠期得了病毒性肝炎怎么办

妊娠期妇女患各种急、慢性病毒性肝炎易使病情加重,甚至发展成重型肝炎。因此,提倡早期诊断、早期治疗。

病人应充分休息,补充足够营养,给予保肝降酶药物,如还原型谷胱甘肽、垂盆草制剂等,避免使用对肝脏有损害的药物。若病人出现黄疸、血清总胆红素超过 17 微摩/升,提示病情较重,应住院治疗,根据具体情况予甘草酸制剂、茵栀黄等药物综合治疗,密切观察病情变化,防治肝性脑病、肝肾综合征、出血、感染等并发症出现。

因麻醉、创伤、出血等可加重肝脏负担,使病情严重,故目前一般不主张人工终止妊娠。自然分娩时,如遇产力不足、滞产,要尽量缩短产程。黄疸较重时,常伴不同程度凝血障碍,产前酌情补充维生素 K、输注新鲜全血或血浆,产时保护好会阴,产后立即使用催产素可预防和减少产后出血。产后应用抗生素预防感染。由于乙型肝炎产妇的乳汁具有传染性,认为不宜哺乳,建议人工喂养。但也有资料显示,人工喂养与哺乳之间婴儿的乙型肝炎感染率并无显著差别。而且通过接种乙型肝炎疫苗和高效价乙型肝炎疫苗球蛋白(HBIg)可以阻断这种传播,主张不应放弃含有丰富营养以及多种免疫球蛋白（抗体）的母乳，只要做好清洁卫生、乳头无破溃出血，可以用母乳喂养。

怎样治疗慢性自身免疫性肝炎

免疫抑制剂对该病有良好疗效，目前美国肝病研究协会推荐治疗方案为：a. 单用泼尼松疗法：第 1 周泼尼松 60 毫克/日，第 2 周 40 毫克/日，第 3 周、第 4 周 30 毫克/日，第 5 周及以后 20 毫克/日维持治疗。b. 为提高疗效及减少不良反应，可用泼尼松和硫唑嘌呤联合疗法：开始时用泼尼松 30 毫克/日和硫唑嘌呤 50 毫克/日，病情改善后逐渐减量至维持量泼尼松 10 毫克/日和硫唑嘌呤 50 毫克/日。一般开始治疗 2 周后，血液生化即开始有明显的改善，但肝脏组织学改善要晚 3~6 个月，达到完全缓解常需 2~3 年，但停药后仍有不少病人复发，因此不宜过早停药。长期用药应注意糖皮质激素引起的骨质疏松和硫唑嘌呤引起的骨髓抑制等不良反应。大多数自身免疫性肝炎病人对治疗反应较好，可长期存活。

对上述治疗无效者，有人试用环孢霉素 A、FK506、西罗莫司、环磷酰胺等治疗。熊去氧胆酸（UDCA）具有免疫调节、保护肝细胞和去除脂溶性胆盐的作用，可用于治疗自身免疫性肝炎/原发性胆汁性肝硬化重叠综合征病人。其他辅助治疗措施，包括卧床休息、补充热量及维生素、戒酒、忌用对肝脏有损害的药物等。

肝纤维化有哪些治疗方法

肝纤维化是肝硬化的前期病变。肝内结缔组织过度增生，细胞外基质（ECM）大量沉积，尤其是 I、III 型胶原等间质胶原增生更为显著。但增生的结缔组织尚未分隔肝小叶形成假小叶,如能及时进行适当治疗,肝纤维化可以逐渐消退,甚至逆转至正常。治疗目的为减轻肝纤维化的程度、延缓其发展或使肝纤维化逆转,防止进一步向肝硬化发展。治疗原则包括去除原发病因、抗肝纤维化和对症治疗。

① 去除病因:是最为重要的一环。包括病毒性肝炎的抗病毒治疗,酒精性肝病病人戒酒,非酒精性脂肪性肝病病人的饮食运动治疗,肝豆状核变性(Wilson 病)病人的祛铜治疗等。

② 保护肝细胞治疗:种类较多,应用较广。包括抗氧化剂,如还原型谷胱苷肽、S–腺苷蛋氨酸、维生素 E、甘草酸制剂和熊去氧胆酸等。

③ 减轻肝脏炎症:抑制炎症介质,如 IL–1 受体拮抗剂、可溶性 TNF 抗体、IL–10 等。

④ 抑制肝星状细胞(HSC)活化,增加细胞外基质(ECM)降解,促进 HSC 凋亡:包括 $TGF\beta_1$ 抗体、IL–10、N 乙酰半胱氨酸、腺苷、肝细胞生长因子、己酮可可碱等,目前多数药物尚在研究阶段。

⑤ 中医中药治疗:治疗原则:活血化瘀、软坚散结、益气健脾、养肝滋肾和疏肝理气等。如丹参、汉防己、黄芪、柴胡、氧化苦参碱、甘草酸制剂、冬虫夏草、桃仁提取物等。中医中药治疗肝纤维化有很大潜力,且较有前景。

⑥ 秋水仙素:能通过抑制胶原的分泌诱导胶原酶的合成与释放,促进胶原的降解,发挥抗纤维化作用,但不良反应较多,限制了其临床应用。

重型肝炎综合治疗有哪些措施

重型肝炎病情危重,发展迅速,并发症多,病死率高。

必须采取综合治疗,并针对病情发展各阶段的主要矛盾,加强支持与对症处理,使病人能度过危险期,以争取肝脏恢复和再生的时间,综合治疗主要包括以下几个方面:

1.一般支持治疗

① 卧床休息,减少体力消耗,减轻肝脏负担。

② 加强病情监护。

③ 高碳水化合物、低脂、适量蛋白质饮食;进食不足者,每日静脉补给足够的液体和维生素,保证每日62.7千焦以上总热量。

④ 积极纠正低蛋白血症,补充白蛋白或新鲜血浆,并酌情补充凝血因子。

⑤ 注意纠正水电解质及酸碱平衡紊乱,特别要注意纠正低钠、低氯、低钾血症和碱中毒。

⑥ 注意消毒隔离,加强口腔护理,预防医院内感染发生。

2.针对病因和发病机制的治疗

① 针对病因治疗或特异性治疗:a.对HBV DNA阳性的肝衰竭病人,在知情同意的基础上可尽早酌情使用核苷(酸)类似物,如拉米夫定、阿德福韦酯、恩替卡韦等,但应注意后续治疗中病毒变异和停药后病情加重的可能。b.对于药物性肝衰竭,应首先停用可能导致肝损害的药物;对乙酰氨基酚中毒所致者,给予N-乙酰半胱氨酸(NAC)治疗,最好在肝衰竭出现前,即用口服活性炭加NAC静脉滴注。c.毒蕈中毒,根据欧美的临床经验,可应用水飞蓟素或青霉素G解毒。

② 免疫调节治疗:目前,对于肾上腺皮质激素在肝衰竭治疗中的应用尚存在不同意见。非病毒感染性肝衰竭,如自身免疫性肝病及急性乙醇中毒(严重酒精性肝炎)等是其适应证。其他原因所致的肝衰竭早期,若病情发展迅速且无严重感染、出血等并发症者,可酌情使用。为调节肝

衰竭病人机体的免疫功能、减少感染等并发症,可酌情使用胸腺素 a1 等免疫调节剂。

③ 促肝细胞生长治疗:为减少肝细胞坏死,促进肝细胞再生,可酌情使用促肝细胞生长素和前列腺素 E1 脂质体等药物,但疗效尚需进一步确认。

④ 其他治疗:可应用肠道微生态调节剂、乳果糖或拉克替醇,以减少肠道细菌易位或内毒素血症;酌情选用改善微循环药物及抗氧化剂,如 NAC 和还原型谷胱甘肽等治疗。

3. 防治并发症

① 肝性脑病:a. 去除诱因,如严重感染、出血及电解质紊乱等。b. 限制蛋白质饮食。c. 应用乳果糖或拉克替醇,口服或保留灌肠,可酸化肠道,促进氨的排出,减少肠源性毒素吸收。d. 视病人的电解质和酸碱平衡情况酌情选择精氨酸、鸟氨酸天冬氨酸等降氨药物。e. 酌情使用支链氨基酸或支链氨基酸、精氨酸混合制剂以纠正氨基酸失衡。f. 人工肝支持治疗。

② 脑水肿:a. 有颅内压增高者,给予高渗性脱水剂,如 20％甘露醇或甘油果糖,但肝肾综合征病人慎用。b. 襻利尿剂,一般选用呋塞米,可与渗透性脱水剂交替使用。c. 人工肝支持治疗。

③ 肝肾综合征:a. 大剂量襻利尿剂冲击,可用呋塞米持续泵入。b. 限制液体入量,24 小时总入量不超过尿量加 500~700 毫升。c. 肾灌注压不足者可应用白蛋白扩容或加用特利加压素(terlipressin)等药物,但急性肝衰竭病人慎用特利加压素,以免因脑血流量增加而加重脑水肿。d. 人工肝支持治疗。

④ 感染:a. 肝衰竭病人容易合并感染,常见原因是机体免疫功能低下、肠道微生态失衡、肠黏膜屏障作用降低及

侵袭性操作较多等。b.肝衰竭病人常见感染,包括自发性腹膜炎、肺部感染和败血症等。c.感染的常见病原体为大肠埃希菌等革兰阴性杆菌、葡萄球菌、肺炎链球菌、厌氧菌、肠球菌等细菌以及假丝酵母菌等真菌。d.一旦出现感染,应首先根据经验用药,选用强效抗生素或联合应用抗生素,同时可加服微生态调节剂。尽可能在应用抗生素前进行病原体分离及药敏试验,并根据药敏试验结果调整用药。同时注意防治双重感染。

⑤ 出血:a.对门静脉高压性出血病人,为降低门静脉压力,首选生长抑素或生长抑素类似物,也可使用垂体后叶素(或联合应用硝酸酯类药物);可用三腔管压迫止血;或行内镜下硬化剂注射或套扎治疗止血。内科保守治疗无效时,可急诊手术治疗。b.对弥散性血管内凝血病人,可给予新鲜血浆、凝血酶原复合物和纤维蛋白原等补充凝血因子,血小板显著减少者可输注血小板,可酌情给予小剂量低分子肝素或普通肝素,对有纤溶亢进证据者可应用氨甲环酸或止血芳酸等抗纤溶药物。

肝细胞生长因子有何治疗效果

目前分离到的能够特异性促进肝细胞生长的因子有两种:一种为血源性促肝细胞生长因子,英文缩写为 HGF;另一种是从胎肝或再生肝脏中分离的,称为肝再生刺激物质(hepatic regenerative stimulating substance,HSS)。HGF 的基因克隆、表达和纯化已经获得成功,分子量为 7.5 万~9.9 万。由 1 条重链(α 链)和 1 条轻链(β 链)组成,两者以硫键相连。无种属特异性。HSS 是一种蛋白多肽,其分子量在不同报道差异很大,根据现有的资料 HSS 与 GHF 可能不是同一种物质。

HGF 和 HSS 均能促进肝细胞 DNA 合成和肝细胞分裂,有利于肝脏的修复与再生,故被用于治疗重型肝炎。国内的临床研究表明,在综合治疗的基础上,加用 HSS 80~100 毫克溶于 10%葡萄糖溶液中静脉滴注,每日一次,1 个月为 1 个疗程,能显著降低重型肝炎的病死率,并且应用时间越早效果越好。在临床分型中又以亚急性重型肝炎的疗效最佳。对慢性活动性肝炎,应用 HSS 治疗后,可使丙氨酸氨基转移酶、血清胆红素水平降低或恢复正常,并有一定的抗肝纤维化作用。另有报道,应用 HSS 治疗肝硬化病人,能提高血清白蛋白,消退腹腔积液。

关于肝细胞生长因子是否促进肿瘤细胞生长倍受关注。曾有报道,HGF 能促进体外培养的乳癌细胞和人肝母细胞瘤生长,但却抑制肝癌细胞生长,其机制尚不清楚。

何谓人工肝

理想的人工肝应该是能够基本取代正常肝脏功能的一种装置。但目前临床上应用的所谓"人工肝"还仅仅是只能部分或有限地替代肝脏的某些功能,因此,一般称之为"人工肝支持系统"。用于暴发性肝功能衰竭,帮助病人度过危险期,为肝脏再生争取时间;对慢性肝功能衰竭病人,可为肝移植创造条件,等待时机。

人工肝支持系统可分为物理性、生物性、及半生物性辅助装置等。物理性人工肝支持系统主要有吸附型和透析型,通过血液灌流与吸附剂,如活性炭直接接触,或血液滤过、透析等方法,从而将血液内的一些毒性物质,如氨、胆红素、胆汁酸、芳香族氨基酸及对肝细胞有害的细胞因子等清除。但用活性炭吸附会引起严重低血压,这可能与血细胞(特别是白细胞和血小板)被吸附破坏后释放作用于血管的活性胺有关。

由于上述物理性人工肝支持系统仅能清除有害物质,而不具有肝脏其他代谢功能,因此作用有限。生物性与半生物性辅助装置则通过利用动物肝脏,如猪、狒狒等进行体外肝脏血液灌流或将体外培养的功能性肝细胞悬液与病人血液之间进行透析,不仅能够对病人血液中的毒性物质进行代谢,还可补充肝细胞产生的一些重要物质。

肝硬化低蛋白血症应怎样治疗

血浆白蛋白主要由肝脏合成。肝硬化失代偿期由于肝功能减退,蛋白合成减少,常出现低蛋白血症。因此,肝硬化病人除了有发生肝性脑病倾向者外,应该适当增加蛋白质的摄入,尤其是补充优质蛋白,加强营养。

在药物治疗方面,目前临床上常用人血白蛋白静脉输入,以提高血浆蛋白。但由于输入的白蛋白半衰期较短,而且输入的白蛋白有相当一部分通过窦周间隙从肝包膜表面漏入腹腔,故在体内维持时间较短,需经常输入,费用很高。可与血浆交替使用。

口服氨基酸制剂主要由支链氨基酸组成,利用率高,对提高血浆蛋白有一定作用。

生长激素是体内促进蛋白质合成的主要激素,可逆转负氮平衡,增加蛋白质合成。用于治疗烧伤、严重外伤、腹部大手术、败血症等全身消耗引起的低蛋白血症已获得了良好效果。肝硬化病人虽然体内生长激素水平并不低,甚至升高,但可能存在生长激素抵抗现象。病人胰岛素生长因子-1(IGF-1)及其结合蛋白(IGFBP-3)水平降低。IGF-1 是生长激素发挥作用的重要介质,而 IGFBP-3 具有上调 IGF-1 的作用。肝硬化病人注射生长激素后 IGF-1 和 IGFBP-3 水平升高。同时,临床研究也表明,外源性生长激素能提高慢性肝炎及肝硬化病人血清白蛋白水平。因此,外源性生长激素有可能成为改善肝硬化病人低蛋白血症的有效手段之一。

∼∽ 肝硬化腹腔积液应怎样治疗 ∼∽

腹腔积液是肝硬化失代偿期的主要体征之一。大量腹腔积液不仅使病人腹胀难忍,严重时还会出现胸腔积液影响呼吸功能。对腹腔积液的治疗主张采用梯级疗法。因肝硬化腹腔积液病人多有明显的钠水潴留,故首先应限制钠和水的摄入。钠潴留严重者,钠摄入量每日为 250~500 毫克(相当于氯化钠 0.6~1.2 克)。如果钠潴留不甚严重,每日钠摄入量可控制在 500~1 000 毫克(相当于氯化钠 1.2~2.4 克)。通过限钠就能取得良好利尿效果者,每日水的摄入量可在 1 500 毫升左右;若经限钠后利尿效果不佳,血清钠小于 130 毫摩/升,应当限制摄入水量,每日 1 000 毫升左右。对于近期才出现腹腔积液、肝功能尚可的病人,常常经限制钠盐和水的摄入和休息后,即可使腹腔积液减少,而不需用利尿剂治疗。

如果单纯限制钠和水的摄入疗效不明显,可加用利尿剂。一般首选螺内酯,因其不仅作用缓和又有保钾作用,而且还能拮抗肝硬化病人存在的继发性醛固酮增多。先从小剂量开始,逐渐增大剂量;或联合应用氢氯噻嗪、呋塞米、布美他尼以增强利尿效果。长期使用利尿剂会使其利尿作用降低,并且容易导致电解质紊乱,应予注意。当腹腔积液减少接近消失时,可逐渐减少利尿剂用量,直至停药。不能骤然停用,以免再度出现腹腔积液。

肝硬化腹腔积液时应怎样选择利尿剂

利尿剂可分为排钾和保钾两大类。前者包括襻利尿剂(如呋塞米、布美他尼)及作用于远曲小管的利尿剂(如氢氯噻嗪);后者包括作用于远曲小管远端和集合管的制剂,常用的药物有氨苯蝶啶、醛固酮拮抗剂-螺内酯(安体舒通)。

肝硬化腹腔积液病人常有不同程度的继发性醛固酮增高,因此,具有拮抗醛固酮作用的螺内酯是首选的利尿剂。开始时每次20毫克,每日4次,以后可根据利尿效果增加剂量,最多可用至每日400毫克。若效果仍不佳,可合用排钾利尿剂氢氯噻嗪或呋塞米。有条件时,最好参考尿钠/尿钾比值指导用药:尿钠/尿钾小于1,单用螺内酯(安体舒通)较好;尿钠/尿钾大于1,联合应用呋塞米及螺内酯(安体舒通)较好。

怎样判断利尿是否适度

腹腔积液每日回吸收量为700~950毫升,伴有水肿者外周组织液的最大转移量约3 000毫升。临床上可根据体重变化大致判断利尿是否适度。一般无水肿者,以每日体重减轻500克为宜。若体重减轻小于300克/日,表明利尿效果不佳,体重减轻大于1 000克/日,提示利尿过度。有水肿者,体重减轻可达 1 000 克/日。不宜过分利尿,以免引起低血容量、电解质紊乱及诱发肝性脑病。

患了顽固性腹腔积液应怎样治疗

顽固性腹腔积液,又称难治性腹腔积液,是指经正规利尿剂治疗 6 周后,腹腔积液仍无明显消退者。多见于晚期肝硬化病人,肝功能很差,血浆白蛋白过低或存在并发症。

顽固性腹腔积液单纯依靠加大利尿剂用量有时很难产生明显的利尿效果。采用扩容方法以增加肾脏血流量和肾小球滤过率,可恢复利尿剂治疗的敏感性,如 20% 甘露醇 250 毫升于 1 小时内静脉滴入或补充白蛋白后再用利尿剂。

对无并发症、腹腔积液性质为漏出液的顽固性腹腔积液,可采用自身腹腔积液回输获得较为满意的近期疗效。目前应用较多的是腹腔积液浓缩回输法。即通过超滤将腹腔积液中的水和一些小分子物质去除,而腹腔积液中所含的蛋白质等大分子物质则被保留下来,经多次循环后可使腹腔积液浓缩数倍或十数倍,然后再从外周静脉输入体内。这种方法不仅能直接移除大量腹腔积液(一次可放出腹腔积液 3 000~5 000 毫升),而且还可补充一定量的蛋白质,提高血浆胶体渗透压,同时减轻腹腔积液对肾脏血管的压迫,增加肾脏的排水和排钠能力。不良反应可有发热、感染、诱发上消化道大出血、心衰等,严格无菌操作,一次放腹腔积液量不要太多,回输时适当控制滴速,上述情况一般均可避免。若腹腔积液有感染或为癌性腹腔积液禁用。

单纯腹腔穿刺大量放液现已少用,因其疗效不能持久,而且还有可能诱发肝昏迷、电解质紊乱,腹腔积液中所含的蛋白质也将白白丢失。但也有主张在放腹腔积液后静脉补充白蛋白可作为一种补充疗法，比单用大剂量利尿剂效果好。

腹腔－颈静脉引流，又称 Le Veen 引流法。系利用装有单向阀门的硅胶管，一端插入腹腔，另一端与颈内静脉相连，利用腹腔与胸腔的压力差将腹腔积液直接引流入上腔静脉。单向阀门只允许腹腔积液流入上腔静脉，从而使腹腔积液减少。但经过较长时间后，容易引起引流管阻塞以及上腔静脉血栓形成、并发感染等，使其应用受到限制。

其他治疗方法还有各种门体静脉分流术，包括经颈静脉肝内门体静脉分流术（TIPSS）等。

怎样护理肝硬化
合并大量腹腔积液病人

肝硬化合并大量腹腔积液，表明病情严重。病人多全身衰竭，且病程长、病情反复，久治不愈，容易产生消极悲观情绪，病人在精神和肉体上均承受着极大的痛苦。因此，必须从身心两方面进行护理并配合临床治疗，才能收到良好的效果。

中医学认为"大怒伤肝"，不良的心理状态不利于疾病的康复，所以要给病人予精神支持和鼓励，帮助他们树立战胜疾病的信心，生活上应多加照顾和关心，使病人心情愉快，配合药物治疗有利于控制疾病。

休息是保肝的重要措施之一。大量腹腔积液影响呼吸者应卧床，并取半卧位以减轻对心肺的压迫。病情允许时病人可下床做轻微活动，以增强体力和消化功能。休息的环境应保持安静、舒适、空气新鲜。

饮食上给予高蛋白、低脂肪、易消化及富含维生素的食物，提供充足的热量。控制钠的摄入予低盐或无盐饮食，同时限制水的摄入量。准确记录每日出入量、体重及腹围。

长期卧床的病人应两小时翻身 1 次，身体受压部位可予局部热敷和按摩，促使血液循环，防止褥疮发生。

密切观察病人有无并发症出现，如坠积性肺炎、皮肤及泌尿道感染等；观察粪便的颜色，及时发现上消化道出血等。

食管胃底静脉曲张破裂出血有哪些治疗措施

食管胃底静脉曲张破裂出血是肝硬化失代偿期最常见的并发症，与门静脉高压有关。当门静脉压力大于 2.94 千帕（22 毫米汞柱）易出血，且不易自动停止。

食管胃底静脉曲张破裂出血起病急，出血量大，应采取急救措施，包括禁食、严密监测血压、脉搏、呼吸、体温、尿量等一般情况；保持安静，取平卧位以防脑缺血；静脉输液、输血迅速补充有效血容量。因过度扩容可使门静脉压力增高，从而加重静脉曲张出血，所以扩容时宁可使其血容量轻微不足。目前认为，血压稳定在 12/8 千帕（90/60 毫米汞柱）、无体位性低血压，尿量每日在 1 000~2 000 毫升，即为血容量基本补足。

传统的止血法是用三腔两囊管压迫法，其止血成功率在 44%~90%。方法是从鼻腔插入三腔管，进入胃腔后向胃囊充气（250~300 毫升）使其膨胀，向外拉紧，用滑轮以500 克重物牵引，压迫胃底曲张静脉达到止血目的。若仍继续出血则向食管囊注气以压迫食管曲张静脉。操作中应警惕置管时血液返流入气管引起窒息。置管 24 小时后，应放掉气囊内气体，防止气囊压迫过久导致黏膜糜烂，必要时可再次充盈气囊；出血停止24小时后，可放出气囊内空气，继续观察1天，若无再出血，可拔管。

药物治疗可控制急性出血，主要包括血管收缩剂及血管扩张剂。前者的作用机制在于其能减少内脏及门静脉血流量，从而降低门静脉压力和侧支循环的血流量，如用去甲肾上腺素8毫克加入1 000毫升水中分次口服或胃管冲洗；垂体升压素10国际单位加入5%葡萄糖200毫升中，于20分钟内缓慢静脉滴注，必要时可重复静脉滴注，但每日不宜超过3次。该药有明显的不良反应：腹痛、大便次数增多、严重者可诱发心肌梗死，故应在严密监视下应用，且滴速不宜过快。生长抑素具有减少内脏血流量30%～40%、降低门静脉压力、减少侧支循环血流量的作用，20世纪80年代以来被广泛应用于临床，取得较为理想的治疗效果。其作用机制尚不明了，可能与抑制某些舒血管因子有关。国内现有两种制剂：一种是人工合成的八肽生长抑素类似物（奥曲肽），半衰期为1～2小时，止血效果优于升压素，无明显不良反应，用法：首剂100微克静脉推注，然后以25～50微克/小时持续静脉滴注维持24～48小时。另一种为十四肽生长抑素，首剂静脉推注250微克，续以250微克/小时静脉维持24～48小时，据报道，其止血率约为88%，平均止血时间为8小时，无明显的不良反应。血管扩张剂是通过降低肝内血管阻力或扩张侧支循环来降低门静脉压力的药物，常用药物有硝酸酯类、普萘洛尔（心得安）等。该类药物一般不单独使用，常与血管收缩剂联用以加强疗效。另外，各种促进凝血、防止纤溶的药物，如维生素K、6－氨基己酸、卡络柳钠（安络血）、止血芳酸等均可应用。

内镜下注射硬化剂是治疗食管静脉曲张破裂出血的有效方法。如病人神志不清无法配合，或有活动性大出血、血循环状态尚不稳定为手术禁忌证。20 世纪 80 年代后期，又推出内镜下曲张静脉套扎术，与注射硬化剂相比，它具有操作简单、更安全的优点，因而更易被病人所接受。

经内科治疗无效、仍有活动性出血者，可考虑急诊手术。通常采用断流术或分流术。急诊手术病死率高，达 40%～70%，故应尽可能先行内科治疗，积极止血，创造条件以择期手术，提高生存率。国内采用的胃底贲门周围血管断流术较分流术简单，止血效果较为满意。

食管胃底静脉曲张的病人有必要进行手术预防出血吗

据统计，肝硬化病人有 40% 可出现食管胃底静脉曲张，其中仅 50%～60% 并发大出血，因而并不是所有食管胃底静脉曲张的病人均发生大出血。肝硬化病人原来肝功能就差，任何手术都可加重肝脏负担，严重时甚至引起肝功能衰竭。所以，现认为对食管胃底静脉曲张无大出血的病人，应积极予内科保肝治疗，不宜施行预防性手术。只有在抢救食管胃底静脉曲张破裂大出血病人时，才考虑外科手术止血治疗。

食管曲张静脉内镜下注射硬化剂有哪几种方法

根据硬化剂注射部位的不同，可将注射方法分为 3 种：
① 血管周围硬化法：将硬化剂注射至曲张静脉周围，使其在曲张静脉周围及表面形成一纤维包膜来保护曲张静脉，而该曲张静脉内腔仍通畅，维持机体侧支循环代偿作

用。由于纤维包膜形成的时间较长，主要用于预防再出血，多在出血静止期采用。

② 血管内硬化法：将硬化剂直接注射入曲张静脉血管腔中，使其发生血管炎性改变，随之变细、闭塞、纤维化以阻断血流。该法见效快，适用于紧急止血。

③ 联合应用以上两种方法：即先在曲张静脉的左右两边进行黏膜下硬化剂注射，以压迫曲张静脉使其血流减少，再行血管内注射。有关专家认为，这样可减少针孔出血，提高硬化剂疗效。

另外，如果一次在同一水平行多点环形注射，尤其是做血管旁注射，容易引起食管狭窄；若沿曲张静脉长轴由贲门侧开始，从下至上多点注射，则可避免因注射硬化剂并发的食管狭窄。

影响硬化剂治疗效果有哪些因素

硬化剂注射液是治疗食管静脉曲张破裂出血的有效方法。既可用于急诊止血，也可以通过注射硬化剂预防和减少发生再出血。临床研究资料表明，影响硬化剂治疗效果的因素，主要有以下几个方面：

① 硬化剂注射次数：大多数人认为每周注射 1 次，注射 4 次以上者效果较好。若注射次数少，虽然能减轻静脉曲张程度，但不能使所有的曲张静脉完全闭塞或消失，以后仍有可能发生再出血。

② 硬化剂治疗的时机：在食管静脉曲张破裂大出血时紧急注射硬化剂，风险较大，病死率高于择期注射者。而在控制出血、病情稳定后，再进行硬化剂注射以预防再出血则

效果较好,也较为安全。

③ 肝病的严重程度:根据 Child – Pugh 分级,肝功能越差,硬化剂治疗的预后不良,两者呈密切相关。

另外,有报道在硬化剂注射前后口服普萘洛尔(心得安),可降低门静脉压力,减少食管静脉曲张的血流量,从而提高硬化剂治疗的安全性和有效性。也有用静脉滴注奥曲肽,以减少针孔渗血和喷血或局部喷洒立止血等止血药物,帮助减轻出血者。

硬化剂治疗食管静脉曲张有哪些并发症

① 出血:包括注射针头穿刺点渗血和注射后数日再出血。对穿刺点渗血可用镜身压迫,局部喷洒立止血或凝血酶止血。关于注射硬化剂后几日再出血,主要是由于穿刺处血痂脱落、黏膜糜烂和溃疡所引起。

② 食管溃疡:与所用硬化剂的刺激性、硬化剂黏膜下泄露程度等因素有关。一般多无症状,可在 3~4 周内自愈。应用抑酸药物,如 H_2 受体阻滞剂或质子泵抑制剂可防治硬化剂注射后溃疡所致的出血。

③ 食管穿孔:可因穿刺针穿透食管壁或由硬化剂引起的反应性组织坏死所致,发生率为 1%~2%,小穿孔可经过保守治疗自愈,大穿孔的病死率很高。

④ 食管狭窄:主要与硬化剂种类、剂量和注射方式有关。血管旁注射硬化剂发生食管狭窄的明显高于血管内注射者。一般通过食管扩张治疗即可解决。

其他常见的并发症还有胸骨后疼痛、吞咽困难、低热等,一般在术后 2~3 天内消失。较为少见的并发症有菌血症、食管旁脓肿、纵隔炎、胸腔积液、门静脉和肠系膜静脉血栓形成等。

何谓食管曲张静脉套扎术

食管曲张静脉套扎术是借助连接于内镜末端的套扎器,将曲张静脉用橡皮结扎环套扎以阻断血流,从而达到止血和预防出血的一种治疗方法,由 Stiegmann 等 1986 年首先报道。内镜下食管曲张静脉套扎术作为治疗食管静脉曲张的新方法,已取得了良好的临床疗效。在结扎 24 小时后局部黏膜和黏膜下层缺血坏死,随后出现急性炎症反应,肉芽组织增生,继之坏死组织脱落,并逐渐被成熟的瘢痕组织所替代,使曲张静脉消失。

食管静脉曲张破裂出血时,可在内镜下寻找出血部位直接套扎出血病灶,一般所有的活动性渗血或喷血均能达到控制。对预防性治疗,则可采用从食管下端开始由下至上螺旋式套扎法,依次结扎曲张静脉。可以每隔 1~2 周进行 1 次,反复多次治疗,直至曲张静脉消失。

食管曲张静脉套扎术有何疗效

内镜下食管静脉套扎术不仅能迅速控制活动性出血,而且减轻或消除食管曲张静脉的效果比注射硬化剂快,操作简便,安全性好,并发症也明显减少。特别是应用经过改进的多环套扎器,一次插镜可以连续完成多个部位的结扎,大大缩短了操作时间,也不必再用内镜外套管,从而避免了因多次反复插镜和使用外套管可能造成的损伤。食管曲张静脉套扎术疗效确切可靠,是预防和治疗食管曲张静脉破裂出血的有效方法。

关于食管曲张静脉套扎术后经过较长时期静脉曲张的复发率高于注射硬化剂组,可能是由于食管曲张静脉套扎只能结扎浅表静脉,而硬化剂却可流至深层静脉,从而使更深更广泛的曲张静脉闭塞。另外,硬化剂可引起纤维组织增生加固食管内壁。因此,有人提出在食管曲张静脉套扎的基础上加用小剂量硬化剂治疗,以改善曲张静脉闭塞的远期疗效。

门静脉高压症有哪些手术适应证

门静脉高压症手术的主要目的在于,紧急制止食管胃底静脉曲张破裂出血。虽然术后有再次出血、肝性脑病和血栓形成等并发症出现,但目前外科手术在门静脉高压综合治疗中仍处于十分重要的地位。

有黄疸、大量腹腔积液、肝功能损害严重的病人,发生大出血,手术治疗病死率很高,可达 60%~70%,以内科保守治疗为主。但对于没有黄疸及明显腹腔积液的病人,发生大出血时应及时手术止血,防止食管胃底曲张静脉再次破裂出血和肝性脑病的发生。

血吸虫病病人常有严重脾肿大、脾功能亢进,而肝功能损害相对较轻,单纯行脾切除术疗效良好。据统计,该病病人术后 4~5 年生存率达 94%,其中有半数以上能恢复劳动力。如伴有食管静脉曲张,并因此引起上消化道大出血者,可在脾切除的同时进行贲门周围血管离断术。

门静脉高压有哪些手术治疗方案

门静脉高压的手术治疗可以分为两类。一类称为分流手术，即通过血管吻合将门静脉系与腔静脉系连通，把门静脉系血液直接分流到腔静脉中，使门静脉压力降低；另一类为断流手术，把门静脉和奇静脉之间的反常血流阻断，从而使食管胃底曲张静脉压力降低，以达到止血的目的。

分流手术的方式很多，常用的主要有以下 4 种：a. 脾肾静脉分流术：脾切除后，脾静脉断端和左肾静脉的侧面吻合。b. 门腔静脉分流术：将门静脉直接和下腔静脉侧侧或端侧吻合。c. 脾腔静脉分流术：脾切除后，脾静脉断端与下腔静脉吻合。d. 肠系膜上、下腔静脉分流术：将髂总静脉分叉上方的下腔静脉或右髂总静脉和肠系膜上静脉吻合。近年来开展的经颈静脉肝内门体分流术（简称 TIPSS），也属于分流术。

断流术方式也很多，以贲门周围血管离断术最为有效。通过切断贲门周围的冠状静脉、胃短静脉、胃后静脉和左膈下静脉，包括高位食管支或同时存在的异位高位食管支，同时结扎切断与静脉伴行的同名动脉，以彻底阻断门-奇静脉间的反常血流。

各种分流手术虽能有效降低门静脉压力，治疗食管胃底曲张静脉破裂所致的大出血，但同时也减少了肝脏的血液灌注量，影响肝的营养，而且由于从肠道吸收的氨可以部分、甚至全部不再通过肝脏解毒转化为尿素就直接进入周围循环，从而引起肝性脑病。断流手术因彻底阻断了门-奇静脉反常血流，既可确切地控制曲张静脉破裂出血，又保证了门静脉血流量的增加，有利于肝细胞功能的改善，且手术较为简便。但未能解决脾功能亢进。

何谓经颈静脉肝内门体静脉分流术

经颈静脉肝内门体分流术（transjugular intrahepatic portosystemic shunt），简称 TIPSS。是采用介入放射方法，经颈内静脉插入穿刺导管至肝右或肝中静脉，选择与其距离最近的门静脉右支或左支进行穿刺，在两者之间建立通道，扩张后置入支架，以保持通道通畅。从而将门静脉血流通过肝静脉分流入体循环，有效降低门静脉压力。

TIPSS 能显著降低门静脉压力，而且创伤小，只需局部麻醉，操作简便。常用于：a. 食管静脉曲张破裂大出血，经非手术治疗无效而肝功能和一般情况较差，不宜进行外科手术者。b. 断流术或分流术后以及硬化剂注射或食管曲张静脉套扎术后，又发生食管静脉破裂大出血者。c. 其他，如肝硬化顽固性腹腔积液、脾功能亢进等。

经颈静脉建立肝内门体静脉分流术后，门静脉压力可降低40%~60%，使胃底食管静脉曲张明显减轻或消失，获得良好的止血效果。在短期内腹腔积液很快消退，脾脏缩小。经颈静脉肝内门体静脉分流术的近期效果良好，但可诱发肝性脑病，发生分流道狭窄或闭塞、支架移位等并发症而导致治疗失败。其远期疗效和安全性还有待进一步研究、改进。

患了肝性脑病应怎样治疗

目前对于肝性脑病尚无特效疗法，治疗应采取综合措施。

① 消除诱因:尽早消除诱因对减轻病情及逆转意识障碍有较大作用。如及时控制上消化道出血、感染,避免大量使用快速的排钾利尿剂和放腹腔积液,积极纠正水、电解质和酸碱失调;对于烦躁不安者要慎用镇静药,如果需要也应减量使用安定(为常用量的 1/2 或 1/3),并减少给药次数。有时,可用异丙嗪、氯苯那敏(扑尔敏)等抗组胺药代替安定,禁用吗啡、哌替啶(度冷丁)、速效巴比妥类药物。

② 减少肠内毒物的生成和吸收:开始发病时应禁食蛋白质,补足热量及维生素,每日总热量至少予 66.94 千焦,热量供应以碳水化合物为主,昏迷不能进食者,可予高渗葡萄糖经鼻饲管或静脉输入供能。大量输入葡萄糖的过程中,需警惕低钾血症、心力衰竭及脑水肿发生。若较长时间限制蛋白质摄入(每日蛋白质不足 30 克),体内呈负氮平衡,造成机体组织分解,不利于疾病的恢复。因此,当病情改善、病人神志清醒后,可逐步增加蛋白质的供给量,隔日增加 10~20 克至每天 40~60 克。目前主张用植物蛋白质代替动物蛋白质,因前者含芳香族氨基酸较少而支链氨基酸较多,且植物蛋白质富含纤维,促进肠蠕动,有利通便排除毒物。同时可适当使用抗生素[如甲硝唑(灭滴灵)、氟哌酸、利福昔明等]抑制肠道细菌生长,减少毒物的生成。有便秘者可予生理盐水或弱酸性溶液灌肠。乳果糖口服可降低肠道 pH 值,减少氨的吸收,并有导泻作用,临床效果肯定。

③ 降低血氨,促进有毒物质的代谢清除:谷氨酸钾和谷氨酸钠能与氨结合形成谷氨酰胺,精氨酸可促进尿素合成,从而达到降氨作用。L-鸟氨酸-L-天冬氨酸通过作用于两个主要的氨解毒途径——尿素合成和谷酰胺合成,能让氨以无毒的形式排出,有降低血氨水平的作用,一些临床试验还发现,它们有改善支链氨基酸和芳香氨基酸比例的作用。

④ 减少或拮抗假性神经递质：补充支链氨基酸（包括缬氨酸、亮氨酸、异亮氨酸）可竞争性抑制芳香族氨基酸通过血脑屏障进入脑内，减少假性神经递质的形成。但疗效仍有争论。

⑤ GABA/BZ 复合受体拮抗剂：氟马西尼可以拮抗内源性苯二氮䓬引起的神经抑制。静脉注射对部分Ⅲ～Ⅳ期肝性脑病病人有促醒作用。但维持时间很短。

⑥ 对症治疗：纠正水、电解质及酸碱平衡失调，肝硬化腹腔积液病人应控制入液量，一般为尿量加 1 000 毫升；低血钾者补充氯化钾；碱中毒者可予精氨酸溶液。用冰帽降低颅内温度能减少能量消耗，保护脑细胞功能。肝性脑病病人出现烦躁不安，收缩压较原来升高超过 2.67 千帕（20 毫米汞柱）时，即应考虑有脑水肿，可静脉滴注、甘露醇等脱水剂。有出血倾向者可静脉补充维生素 K_1 或输鲜血，对已发生出血或休克者，按消化道出血常规治疗，并补充血容量。腹透或血透可能对肝性脑病引起的氮质血症有一定疗效。

怎样预防肝肾综合征

首先应治疗肝病，积极改善肝功能，避免或消除引起肝肾综合征的诱因，如消退腹腔积液时，宜采取缓和渐进的方法，避免使用强力利尿剂或大量放腹腔积液而引起循环血容量降低。肝硬化病人应预防食管胃底静脉曲张及其他原因所致的上消化道出血，及时纠正水、电解质及酸碱平衡的紊乱，避免使用肾毒性药物。当病人有低血容量时可使用扩容治疗，适当输注白蛋白，并补充足够的热量和维生素等支持治疗。对有自发性腹膜炎的病人，控制感染或多次连续输注白蛋白，可以预防肝肾综合征。改善肝硬化病人血流动力学的治疗也可能有一定的预防效果。

怎样治疗肝肾综合征

肝肾综合征至今无理想的治疗方法。基于肝肾综合征周围血管扩张同时,肾血管收缩的病理生理学改变,给予升压素衍生物(如鸟氨酸升压素、特利升压素)或 α–肾上腺素能受体激动剂(如去甲肾上腺素、米多君等)等血管收缩剂,并联合白蛋白输注,被认为是最具潜力的治疗方法。有40%~60%的病人肾功能能得到恢复。停药后复发者再次治疗也往往还能起到作用。对照研究发现,单独使用血管收缩剂效果不如血管收缩剂联合白蛋白治疗,但未证明联合用药的2~3月存活率优于单独使用白蛋白治疗。特利加压素是应用最广泛的血管收缩剂,它的初始剂量为2毫克每日,如果无早期反应(3天后血清肌酐水平下降少于30%),可将剂量加倍,最大可达每日12毫克。体外肝功能支持,如分子吸附循环系统(MARS)近期被引入1型肝肾综合征的治疗,它可以清除循环中的一氧化氮等血管活性物质而改善病情。

2型肝肾综合征病人主要表现为顽固性腹腔积液,在治疗性腹腔积液穿刺与经颈静脉肝内门体静脉分流术(TIPS)的对比试验中,TIPS疗效相对较好,但不能提高生存率,且并发肝性脑病的可能性更大。有试验将TIPS用于治疗1型HRS病人,但血清肌酐水平下降效果不如输注白蛋白和血管收缩剂治疗,且TIPS的适应证有限。

肝移植可以消除肝肾综合征最主要的病因——门脉高压和肝衰竭,是最理想的治疗手段。其3年存活率为60%。此外,1型肝肾综合征病人由于进展迅速,多数不能及时获得肝移植,需靠白蛋白和血管收缩剂的治疗为肝移植争取时间。

患了自发性腹膜炎应怎样治疗

肝病病人一旦诊断为自发性腹膜炎,即应积极使用抗生素和加强支持治疗,不能等腹腔积液或血液细菌培养结果出来后再开始治疗。抗生素使用原则是早期、足量、联合应用。首选第三代头孢菌素,也可用阿莫西林克拉维酸、喹诺酮类抗生素。可选用 2~3 种广谱抗生素联合应用,然后根据治疗反应、细菌培养及药敏试验结果调整药物。由于自发性腹膜炎易反复发作,治疗需要有足够的疗程,用药时间不宜少于 2 周。治疗后症状和体征恶化、腹腔积液中性粒细胞数增多或减少不明显,提示抗生素治疗失败。后者通常由耐药菌或继发性腹膜炎所致,一旦排除继发性细菌性腹膜炎,应按照体外药敏结果更换抗生素。

单独应用抗生素治疗的病人,并发肝肾综合征的发生率为 30%。在发生自发性腹膜炎的早期积极输注白蛋白治疗,可降低肝肾综合征发生率并改善生存期。

自发性腹膜炎预后差,病死率高达 20%,在治愈后应考虑肝移植治疗。有自发性腹膜炎既往史;无自发性腹膜炎既往史,但腹腔积液蛋白低于 15 克/升;肝硬化腹腔积液病人并发急性胃肠出血的病人,都应使用抗生素预防自发性腹膜炎,可选用氟喹诺酮类药物,如诺氟沙星等。

肝硬化合并低钠血症
应怎样治疗

低钠血症是肝硬化病人最常见的电解质紊乱。鉴别低血容量性与高血容量性低钠血症非常重要,前者的特征是无腹腔积液及全身水肿,血清钠浓度低;通常发生于长期的钠负平衡伴明显的细胞外液丢失时。治疗主要为消除病因(停用利尿剂)和恢复正常的钠摄入。高血容量低钠血症需限制入液量(1 000 毫升/日),但仅少数病人有效;白蛋白输注可能有效,生理盐水或高渗盐水治疗无效。Vaptans(包括托伐普坦和考尼伐坦)是一类精氨酸升压素 V2 受体阻滞剂,可通过选择性阻断集合管主细胞 V2 受体,促进水的排泄,在一些国家已获准用于严重高血容量低钠血症(小于 125 毫摩/升)的治疗。Vaptans 治疗时无需限水限盐,短期(1 个月)治疗安全。纠正低钠血症时均应密切监测血钠变化。应避免血钠浓度快速增加(大于 8~10 毫摩/日)引起脱水、渗透性脱髓鞘综合征等。

肝移植有哪些适应证和禁忌证

采用外科手术的方法,切除已经失去功能的病肝,然后把一个有生命活力的健康肝脏植入人体内,挽救濒危病人生命,这个过程就是肝移植。按供体肝来源是人或动物分为同种异体肝移植和异种肝移植。按供肝来源的个体性质,又可分为尸体肝移植、脑死亡供体肝移植和活体肝移植。原则上,当各种急性或慢性肝病用其他内外科方法无法治愈,预计在短期内(6~12 个月)无法避免死亡者,均是肝移植适应证。

① 良性终末期肝病:肝炎肝硬化、酒精性肝硬化、原发性胆汁性肝硬化、继发性胆汁淤积性肝硬化、自身免疫慢性活动性肝炎和药物性肝炎,硬化性胆管炎、急性或亚急性肝

功能衰竭、多囊肝、严重的遍及肝左右两叶的肝内胆管结石等。终末期良性肝病已成为现今肝移植的主要适应证，并且取得了满意的长期疗效。术后 1 年存活率可达 85%~100%，多达 75%~80%的慢性肝病病人接受肝移植后，能存活 3 年或更长时间。

② 肝脏恶性疾病：肝细胞性肝癌、胆管细胞癌、肝血管内皮癌、平滑肌肉瘤、巨大肝血管瘤、多发肝腺瘤等。在肝移植的最初阶段，肝脏恶性肿瘤，如肝细胞性肝癌和胆管细胞癌等，是肝移植的主要适应证之一，约占所有肝移植病例的 1/3~2/3。但术后极高的复发率导致很低的长期存活率。因此，肝脏恶性疾病病人越来越少地被考虑接受肝移植。

③ 先天性、代谢性肝病：一些先天性酶缺陷所致的代谢性疾病病人，如遗传性草酸盐沉积症、低密度脂蛋白受体缺陷病和各种尿素循环酶缺陷症等，尽管出生时具有正常的肝功能，但病情的发展最终将导致肝功能衰竭，也是肝移植的适应证。先天性胆道闭塞、肝豆状核变性、肝内胆管囊状扩张症、α1－抗胰蛋白酶缺乏症、酪氨酸血症等。

④ 急性或亚急性肝功能衰竭：以往病死率很高的各种肝炎病毒、药物或毒物所致的暴发性肝功能衰竭病人，也越来越多成功地接受了肝移植术，并获得了良好的疗效。

一般认为，肝移植的绝对禁忌证是指病人在一定的临床状况下，肝移植的疗效或预后极差，而不应该成为治疗方式予以选择。肝移植的相对禁忌证是指病人在一定的临床情况下，肝移植可能会产生高的并发症和病死率，但某些情况下可取得满意的长期存活率。

肝移植的绝对禁忌证包括：a. 肝外存在难以根治的恶性肿瘤。b. 存在难于控制的感染（包括细菌、真菌、病毒感染）。c. 难以戒除的酗酒或吸毒者。d. 患有严重心、肺、脑、肾等重要脏器器质性病变病人。e.爱滋病病毒感染（HIV）者。f.有难以控制的心理障碍或精神病。

　　肝移植的相对禁忌证包括：a.受体年龄大于或等于65岁。b.e抗原阳性或 HBV DNA 阳性，有活动性病毒复制的慢性乙型肝炎病人。c.门静脉栓塞者。d.肝细胞性肝癌和胆管细胞癌。e.曾进行复杂的肝胆道手术或上腹部复杂手术者。f.既往有精神病史。

　　对于良性终末期肝病，选择适当的手术时机是手术成功与否的关键问题。最好的手术时机是病人肝功能刚进入失代偿期，此时疾病无康复机会，而病人又能耐受手术。一般认为良性终末期肝病，当出现下列情况之一时，即应考虑实施肝移植：a.出现一种或多种并发症：食管胃底曲张静脉破裂出血、顽固性腹腔积液、肝肾综合征、肝性脑病、自发性腹膜炎、严重凝血功能障碍等。b.严重影响生活质量，如难以控制的瘙痒、严重嗜睡、严重慢性疲劳和进行性营养不良等。c.对于乙型病毒性肝炎所致暴发性肝功能衰竭，由于病死率高，应进行紧急肝移植。

挂号费丛书·升级版

总 书 目

37. 专家诊治眩晕症	（神 经 科）	54. 专家诊治子宫疾病	（妇 科）
38. 专家诊治肾脏疾病	（肾 内 科）	55. 专家诊治妇科肿瘤	（妇 科）
39. 专家诊治肾衰竭尿毒症	（肾 内 科）	56. 专家诊治女性生殖道炎症	（妇 科）
40. 专家诊治贫血	（血 液 科）	57. 专家诊治月经失调	（妇 科）
41. 专家诊治类风湿关节炎	（风 湿 科）	58. 专家诊治男科疾病	（男 科）
42. 专家诊治乙型肝炎	（传 染 科）	59. 专家诊治中耳炎	（耳鼻喉科）
43. 专家诊治下肢血管病	（外 科）	60. 专家诊治耳鸣耳聋	（耳鼻喉科）
44. 专家诊治痔疮	（外 科）	61. 专家诊治白内障	（眼 科）
45. 专家诊治尿石症	（泌尿外科）	62. 专家诊治青光眼	（眼 科）
46. 专家诊治前列腺疾病	（泌尿外科）	63. 专家诊治口腔疾病	（口 腔 科）
47. 专家诊治乳腺疾病	（乳腺外科）	64. 专家诊治皮肤病	（皮 肤 科）
48. 专家诊治骨质疏松症	（骨 科）	65. 专家诊治皮肤癣与牛皮癣	（皮 肤 科）
49. 专家诊治颈肩腰腿痛	（骨 科）	66. 专家诊治"青春痘"	（皮 肤 科）
50. 专家诊治颈椎病	（骨 科）	67. 专家诊治性病	（皮 肤 科）
51. 专家诊治腰椎间盘突出症	（骨 科）	68. 专家诊治抑郁症	（心 理 科）
52. 专家诊治肩周炎	（骨 科）	69. 专家解读化验报告	（检 验 科）
53. 专家诊治子宫肌瘤	（妇 科）	70. 专家指导合理用药	（药 剂 科）